DASH DIÄT
FÜR ANFÄNGER
Ernährungsplan, Anleitung und Rezepte

von

ANNA MAI

INHALTSVERZEICHNIS

INHALTSVERZEICHNIS 2
EINLEITUNG 5
ÜBERBLICK 8
TEIL 1: ÜBERBLICK ÜBER DIE DASH DIÄT 9
   1.1 WAS IST DIE DASH DIÄT? 9
   1.2 FÜR WEN IST DIE DASH-DIÄT GEEIGNET? 11
   1.3 DAS KONZEPT DER DASH DIÄT 12
      1.3.1. Reduktion des Salzkonsums 12
      1.3.3. gesunde Fette und Öle 15
      1.3.4. Mehr Ballaststoffe 17
      1.3.5. Eiweiße / Proteine 17
      1.3.6. Helles, statt dunkles Fleisch 17
      1.3.7. Butter vermeiden 18
      1.3.8. Fettarme Milchprodukte 18
      1.3.9. Weniger Alkohol, Koffein und Nikotin 19
      1.3.10. Reduktion von Industriezucker (Kristallzucker) 19
      1.3.12. Zusammenfassung des Konzept 20
   1.4 GEEIGNETE UND UNGEEIGNETE LEBENSMITTEL 22
      1.4.1 Geeignete Lebensmittel 23
      1.4.2 Lebensmittel – nur in geringen Mengen 23
      1.4.3 Lebensmittel, die zu vermeiden sind 24
   1.5 DASH DIÄT LEBENSMITTEL-LISTE 25
      1.5.1. Gemüse mit niedrigem GI 25
      1.5.2. Gemüse mit mittlerem GI 26
      1.5.3. Gemüse 27
      1.5.4. Früchte mit niedrigem GI 27
      1.5.5. Früchte mit mittlerem GI 28
      1.5.6. Fleisch und Meeresfrüchte 28
      1.5.7. Milchprodukte 29
      1.5.8. Milchprodukte 30
      1.5.9. Fette/Öle 30
      1.5.10. Nüsse & Samen 31
      1.5.11. Nüsse, Samen 31
      1.5.12. Getreideprodukte 31
      1.5.13. Getreideprodukte 32
      1.5.14. Snacks 33
      1.5.15. Snacks 33
      1.5.16. Getränke 33
      1.5.17. Getränke 33

1.6 TIPPS ZUR VERMINDERUNG DES SALZKONSUMS 34

TEIL 2: DASH DIÄT – DER EINWOCHENPLAN 37

    TAG 1 38
    TAG 2 39
    TAG 3 40
    TAG 4 41
    TAG 5 42
    TAG 6 43
    TAG 7 44

TEIL 3: DASH DIÄT REZEPTE 45

    3.1. DASH DIÄT FRÜHSTÜCK 45
        3.1.1. Mein Müsli für den Morgen 46
        3.1.1.1. Guten Morgen Müsli 46
        3.1.1.2. Starter Müsli 48
        3.1.1.3. Früchtemüsli mit Orangensaft 48
        3.1.2. Klassischer Porridge 49
        3.1.3. Gemüse-Omelett 51
        3.1.4. Frühstücks-Quinoa 54
        3.1.5. Vollkornbrot mit vegetarischem Aufstrich 56
        3.1.5.1. Magerquark-Kresse Aufstrich 57
        3.1.5.2. Olivenöl-Kräuter-Aufstrich 58
        3.1.5.3. Avocado-Paprika Aufstrich 59
        3.1.5.4. Champignon Aufstrich 60
        3.1.5.5. Möhren Aufstrich 60
        3.1.6. Grüne Smoothies 62
        3.1.6.1. Gemüsesmoothie gegen Bluthochdruck 64
        3.1.6.2. Ananas-Pampelmuse Smoothie 64
        3.1.6.3. Karotten-Sellerie Smoothie 64
        3.1.7. Avocado-Smoothies 65
        3.1.7.1. Avocado Kiwi Smoothie 66
        3.1.7.2. Avocado Beeren Smoothie 66
        3.1.7.3. Avocado Apfel Smoothie 66
        3.1.7.4. Avocado Sellerie Smoothie 67
        3.1.7.5. Avocado-Gemüse Smoothie 67
        3.1.7.6. Avocado-Ananas-Smoothie 67
        3.1.7.7. Avocado-Mango- Smoothie 68
        3.1.8. Gurken Smoothies 69
        3.1.8.1. Gurken-Birnen-Smoothie 70
        3.1.8.2. Gurken-Honigmelonen-Smoothie 70
        3.1.8.3. Gurken-Wassermelone-Smoothie 70
        3.1.8.4. Gurken-Sellerie-Smoothie 71
        3.1.9. Superfood-Beeren-Smoothies 72

- 3.1.9.1. Acai Beeren-Smoothie 73
- 3.1.9.2. Goji-Beeren-Smoothie 73
- 3.1.9.3. Cranberry-Smoothie 74

3.2. DASH Diät Mittagessen 75
- 3.2.1. Asiatische Quinoapfanne 76
- 3.2.2. Italienischer Sommersalat 78
- 3.2.3. Arabische Fisch-Gemüsepfanne 81
- 3.2.4. Ayurvedisches Agnifeuer 83
- 3.2.5. Okroshka - russische kalte Suppe 86
- 3.2.6. Brasilianische Vollkorn-Fajitas 88
- 3.2.7. Paprika-Makrele 90
- 3.2.8. Tabouleh mit Minze 92

3.3. DASH Diät Abendessen 94
- 3.3.1. Avocado-Gurkensuppe 95
- 3.3.2 Vollkorn Bruscetta 97
- 3.3.3. Griechischer Feta Salat 99
- 3.3.4. Olivenpesto 101
- 3.3.5. Makrelen-Tapas 103
- 3.3.6. Orangen-Chicoréesalat 105
- 3.3.7. Fruchtiger Feldsalat 107

3.4. DASH Diät Zwischenmahlzeiten 109
- 3.4.1. Beerensalat mit frischer Minze 110
- 3.4.2. Gemüsesticks mit Dip 112
- 3.4.3. Avocado-Dip 113
- 3.4.4. Kräuter-Dip 114
- 3.4.5. Pikanter Feta-Dip 115
- 3.4.6. Powerballs 116
- 3.4.7. Eiweißriegel 118
- 3.4.7.1. Eiweißriegel im Backofen 119
- 3.4.7.2. Eiweißriegel ohne Backen 120

SCHLUSSBEMERKUNG 122

FOTOMATERIAL 124

RECHTLICHE HINWEISE 128

IMPRESSUM 129

EINLEITUNG

„Eure Nahrungsmittel sollen eure Heilmittel, und eure Heilmittel sollen eure Nahrungsmittel sein."

Hippokrates, griech. Arzt, geb. 460 v. Chr.

Bereits Hippokrates hatte erkannt, dass der Mensch stets ganzheitlich behandelt werden sollte, wobei gesunde Ernährung im Vordergrund stehen muss. Es scheint, als sei bereits zu Zeiten vor Christus die Maßlosigkeit eines der Hauptübel gewesen, die zu Gebrechen und Krankheiten führten. Provokant äußerte Hippokrates: „Tausende essen sich zu Tode, eh einer an Hungersnot stirbt." Er forderte zudem, dass erkrankte Menschen bereit sein sollten, ihre Lebensweise zu überdenken und gegebenenfalls zu ändern.

Der heutige Alltag ist vielfach geprägt von ungesunden Ernährungsgewohnheiten, mangelnder Bewegung und Stress. Die Konsequenzen sind Übergewicht bis hin zu Adipositas und Hypertonie. Geschätzte eine Milliarde Menschen sind weltweit davon betroffen, wobei Bluthochdruck als Risikofaktor für zahlreiche tödliche Erkrankungen, wie Herzerkrankungen, Schlaganfall und Diabetes, gilt. Letztere führen die Liste der globalen Todesursachen an.

Gemäß den Angaben der Deutschen Hochdruckliga sind etwa 30 Millionen Menschen in Deutschland von Bluthochdruck betroffen, was ungefähr einem Drittel entspricht. Allerdings ist nur die Hälfte dieser Gruppe über ihre Erkrankung informiert und nur wenige ergreifen Maßnahmen dagegen.

Dass Medikamentenkonsum nicht die Lösung des Problems darstellt und der Gesundheit auf lange Sicht schadet, dürfte einleuchtend und den meisten bekannt sein.

Die DASH-Diät adressiert die Ursache des Problems. Es handelt sich um ein langfristiges, ausgewogenes Ernährungskonzept auf Basis von nährstoffreicher Vollwertkost. Dieses zielt darauf ab, Bluthochdruck zu reduzieren und Gewichtsverlust zu fördern. Dabei wird die Natriumaufnahme reduziert und die Zufuhr von Magnesium, Calcium, Kalium und Ballaststoffen erhöht. Die American Heart Association empfiehlt die DASH-Diät, welche als sehr wirksam im Senken von Bluthochdruck und Cholesterin gilt. Der U.S. News & World Report zeichnete sie mehrfach als gesündeste und beste Diät für Diabetes aus und ihre Wirksamkeit bezüglich Gewichtsverlust wurde nachgewiesen.

Es handelt sich keineswegs um eine neuartige Diät; vielmehr wurde sie bereits 1997 von US-Medizinern im New

England Journal of Medicine zur Bluthochdruckbehandlung veröffentlicht. Aufgrund steigender Hypertonie-Fälle erfährt diese Ernährungsform auch in Deutschland wachsende Aufmerksamkeit.

Das vorliegende Buch erläutert die Prinzipien dieser Diät, illustriert, wie ein gesundes Gewicht erreicht und gehalten werden kann und wie gleichzeitig Blutdruck und Cholesterin gesenkt werden können. Mit diesem Buch erhalten Sie eine schrittweise Anleitung und erfahren, wie die DASH-Diät erfolgreich in Ihren Alltag integriert werden kann.

Die große Hoffnung ist, dass Ihnen die DASH-Diät zu einem gesünderen und besseren Leben verhelfen wird und dass dieses Buch einen kleinen Beitrag dazu leisten kann. Viel Freude dabei!

ÜBERBLICK

Im **1. Teil** finden Sie einen Überblick über die DASH Diät. Es wird erläutert, was diese Diät genau ist, für wen sie empfehlenswert ist, welche Prinzipien dieser Ernährungsform zugrunde liegen und welche Lebensmittel dafür geeignet bzw. weniger geeignet sind.

Der **2. Teil** stellt Ihnen einen DASH-Diät Wochenplan zur Verfügung, mit dem Sie direkt starten können.

Der **3. Teil** beinhaltet den Rezeptteil. In diesem finden Sie unkomplizierte und schnelle, jedoch gleichzeitig spannende und schmackhafte Rezepte für Frühstück, Mittagessen, Abendessen und Zwischenmahlzeiten, die alle auf den DASH-Prinzipien basieren. Bei einer Vielzahl der Rezepte erhalten Sie zudem Hinweise auf Variationen, sodass Sie die Rezepte nach Belieben variieren und immer wieder neu gestalten können.

TEIL 1: ÜBERBLICK ÜBER DIE DASH DIÄT

Im Folgenden finden Sie eine kurze Übersicht über die DASH-Diät, um diese Ernährungsform und ihre Prinzipien besser zu verstehen. Bevor Sie zu den Rezepten übergehen, möchte ich Ihnen dringend empfehlen, sich mit diesen Prinzipien vertraut zu machen. Dies wird Ihnen künftig dabei helfen, eigene Rezepte zu erstellen und nach diesen zu leben.

1.1 Was ist die DASH Diät?

DASH steht für **Dietry Approaches to Stop Hypertension**. Diese Ernährungsform basiert auf Forschungen, die im Auftrag des US-amerikanischen National Institute of Health (NIH) durchgeführt und finanziert wurden. Bei dieser Forschung ging es darum, die Rolle der Ernährung auf den Blutdruck zu bestimmen. Dabei wurde quasi diese Diät kreiert, um Menschen, die an hohem Blutdruck leiden, eine köstliche, geschmackvolle und ausgewogene Ernährung anzubieten, die gleichzeitig den Blutdruck senkt. Diese Ernährungsweise ist daher zunächst einmal eine Diät zur Senkung des Bluthochdrucks (Weitere Infos zur DASH-Diät Studie bei Bluthochdruck im Arnzeimittelbrief).

Laut Aussage des NIH dient die DASH-Diät der **Förderung gesunder Essgewohnheiten** und zeigt gesunde Alternativen zu Junk Food und verarbeiteten Lebensmitteln. Sie soll ermutigen, den Salzkonsum zu reduzieren und gleichzeitig den Verbrauch von Kalzium, Magnesium und Kalium zu erhöhen.

Im Laufe der Jahre haben eine Reihe von weiteren Studien bewiesen, dass die DASH-Diät nicht nur wirksam zur Senkung des Blutdrucks ist, sondern dass sie auch wirksam ist bei der Verringerung der Gefahr von Herz-Kreislauf-Erkrankungen, verschiedenen Krebserkrankungen, Schlaganfall, Diabetes, Herzerkrankungen, Nierenerkrankungen, Herzinsuffizienz und vielen weiteren Krankheiten.

Es ist eine einfache und nachhaltige **Methode für einen gesunden Lebensstil** und wurde mehrere Jahre in Folge in einem Ranking von dem *U.S. News & World Report* als *die beste Diät für eine gesunde Ernährung* sowie als *beste Diabetes Ernährung* gekürt.

Obwohl diese Diät nicht zur Reduktion des Körpergewichtes entwickelt wurde, führt die DASH-Diät allein durch den bewussten Verbrauch von Kalorien und einer Ernährung mit gesunden Lebensmitteln unweigerlich zum **Gewichtsverlust**, was sich als weiterer großer Vorteil herausstellt insbesondere für übergewichtige Hochdruckpatienten, zumal die Gewichtsabnahme ein sinnvoller Weg ist, um den Blutdruck zu senken. Ohne großen Aufwand sind mit der DASH-Diät durchaus 2 Kilo weniger pro Woche drin.

1.2 Für wen ist die DASH-Diät geeignet?

Die DASH-Diät stellt keine herkömmliche Diät dar, bei welcher kurzzeitig die Ernährungsgewohnheiten modifiziert werden, um ein spezifisches Ziel, wie etwa eine Gewichtsabnahme von „10 kg", zu erreichen. Bei dieser Diätform geht es nicht um temporäre Einschränkungen für einige Tage oder Wochen. Vielmehr handelt es sich um eine **dauerhafte Umstellung Ihrer Ernährung**. Hierbei liegt der Fokus auf dem Verzehr von reichlich Obst und Gemüse, Fisch und hellem Fleisch, vollwertigen Getreidesorten, eiweißreichen Lebensmitteln und qualitativ hochwertigen Ölen. Gleichzeitig wird Kochsalz größtenteils durch Gewürze substituiert.

Zucker und Alkohol sind erlaubt - allerdings nur in sehr geringen Mengen. Es gibt also **nicht ein striktes Verbot bestimmter Lebensmittel.** Es ist mehr eine Philosophie des „Mehr" an gesunden und „Weniger" an ungesunden

Lebensmitteln. Hierbei werden ungesunde Lebensmittel, wo möglich, durch gesündere Alternativen ersetzt.

Somit eignet sich die DASH-Diät für jeden – sei es zur Prävention, um Krankheiten wie Bluthochdruck oder Diabetes vorzubeugen oder den Blutdruck natürlich zu regulieren. Forschungsergebnisse deuten darauf hin, dass diese Form der Ernährung sowohl für Erwachsene als auch für Kinder gleichermaßen vorteilhaft ist.

1.3 Das Konzept der DASH Diät

Die DASH-Diät basiert auf folgenden Prinzipien:

1.3.1. REDUKTION DES SALZKONSUMS

Eines der Hauptziele der DASH-Diät ist es, den Konsum von Salz drastisch zu reduzieren.

Natürlich kann der Mensch ohne Salz nicht leben. Der menschliche Körper enthält ca. 150 bis 300 Gramm Kochsalz. Die durch Schwitzen und andere Ausscheidungen verlorene Salzmenge muss daher ersetzt werden. Salz unterstützt beim Knochenaufbau und bei der Verdauung und es hält den osmotischen Druck in den Gefäßen aufrecht, um den Wasser- und Nährstoffhaushalt aufrecht zu halten. Doch heutzutage sind unsere Lebensmittel mit einem Zuviel an Salz bestückt - besonders alle Fertigprodukte.

Inwieweit ein erhöhter Salzkonsum sich negativ auf die Gesundheit auswirkt, wird aktuell intensiv unter Experten diskutiert, zumal überschüssiges Salz vom Körper wieder ausgeschieden wird.

Doch bereits Untersuchungen aus dem Jahr 1970 in Finnland belegen, dass ein Zuviel an Salz den Blutdruck nach oben schnellen lässt. So konnte nachgewiesen werden, dass der reduzierte Konsum von Salz um 30% die Sterblichkeit durch Herzinfarkte sogar um 80% vermindern konnte.

Dass viel Salz den Blutdruck erhöht, konnte auch eine in 2007 am Universitätsklinik in Heidelberg veröffentlichte Studie an Mäusen zeigen: "Salz fördert die Bildung bestimmter Botenstoffe in der Muskulatur von Blutgefäßen, die die Muskelzellen zur Kontraktion bringen. Durch den erhöhten Widerstand in den Blutgefäßen erhöht sich der Blutdruck." Die Heidelberger Wissenschaftler sehen daher in der Reduktion von Salz im Essen erhebliche Vorteile gegenüber den herkömmlichen Arzneimitteln.

Wie hoch die maximale Menge an Salz sein darf, darüber gibt es unter den Wissenschaftlern Uneinigkeit. Während US-Experten zu maximal 1,5 Gramm Salz pro Tag raten, liegt die Empfehlung der Deutschen Gesellschaft für Ernährung bei 6 Gramm pro Tag und die Obergrenze bei 10 Gramm pro Tag. 6 Gramm entsprechen in etwa einem Teelöffel. Dies gilt allerdings nur für einen gesunden Menschen, der sich ausreichend bewegt und körperlich aktiv ist und durch Schwitzen das Salz wieder ausscheidet. Ein Sportler kann beispielsweise mehr Salz vertragen, als jemand, der sich nur mäßig bewegt.

Ich empfehle Ihnen, diese Werte lediglich als grobe Richtwerte zu betrachten. Beginnen Sie, Ihren Salzkonsum zu kontrollieren und schrittweise zu reduzieren. Bedenken Sie dabei, dass die Menge an Salz, die maximal konsumiert werden sollte, von der individuellen Körperkonstitution und Lebensgewohnheiten abhängig ist.

<u>Empfehlung:</u>

Weniger ist mehr! Daher sollten Sie fortan ein besonderes Augenmerk auf Ihren Salzkonsum legen und diesen nach und nach verringern. Das Schlüsselwort hierbei ist: „salzarm", jedoch keineswegs „salzlos"!

Meiden Sie Fertigprodukte (wie abgepackte Lebensmittel, Pizza, Pommes, Chips, Konserven, diverse Fleisch- und Fischwaren, aber auch Backwaren etc.). Konsultieren Sie gegebenenfalls die Zutatenliste.

Geben Sie bei Ihren Mahlzeiten nach Möglichkeit natürlichen Salzersatzstoffen, wie etwa Kräutern, den Vorzug.

Wenden Sie Garmethoden an, die wenig Wasser benötigen, wie Dünsten oder Dämpfen. Auf diese Weise behalten die Lebensmittel ihren Geschmack und benötigen weniger Salz. Weitere Ratschläge zur Reduzierung des Salzkonsums finden Sie in einschlägigen Ratgebern und Informationsquellen.

Die DASH-Diät basiert auf einer Vielzahl an Früchten und Gemüse sowie Vollkornprodukten, um den Körper mit reichlich Vitaminen und Mineralien zu versorgen. Besonderes Augenmerk wird auf Mineralien wie Magnesium und Kalium gelegt, die helfen, den Blutdruck zu senken oder zu verbessern.

1.3.3. GESUNDE FETTE UND ÖLE

Fette fungieren als Energieträger und sind unentbehrlich für die Aufnahme fettlöslicher Vitamine wie Vitamin E, D und K durch den Körper. Auch sind bestimmte Fettsäuren, wie die Omega-3 und Omega-6 Fettsäuren, essentiell – das bedeutet, sie müssen über die Nahrung aufgenommen werden, da der Körper sie nicht selbst herstellen kann.

Diese essentiellen Fettsäuren sollten daher regelmäßig auf Ihrem Speiseplan stehen. Hierbei ist das Verhältnis von

Omega-6 zu Omega-3 für Ihre Gesundheit von besonderer Bedeutung. Nachgewiesenermaßen tragen Omega-3-Fettsäuren dazu bei, normale Blutdruckwerte zu erhalten. Allerdings ist in unserer typischen Ernährung oft der Anteil an Omega-3-Fettsäuren zu niedrig. Gute Quellen für Omega-3 sind fette Fische, wie Hering, Makrele, Lachs und Sardinen.

Bei der Verwendung von Ölen ist ebenfalls Vorsicht geboten. Gesunde Optionen sind natives, kaltgepresstes Olivenöl und Kokosnussöl in Bio-Qualität. Kokosnussöl hat den Vorteil, dass es erhitzt werden kann, was es geeignet fürs Braten und Backen macht. Das häufig verwendete Sonnenblumenöl ist hingegen nicht zu empfehlen, da es ausschließlich Omega-6-Fettsäuren enthält. Dies führt zu einem Ungleichgewicht im Verhältnis von Omega-3 zu Omega-6. Angestrebt werden sollte ein Verhältnis zwischen 1:2 und 1:5.

Letztlich ist es bei der DASH-Diät, ebenso wie bei den meisten anderen Diäten, ratsam, ungesunde Fette – insbesondere Transfettsäuren, welche eine Untergruppe der ungesättigten Fettsäuren darstellen – zu meiden. Stattdessen sollten diese durch gesunde Fette ersetzt werden, wie sie in Nüssen, Samen und Fisch vorkommen. Transfettsäuren finden sich hauptsächlich in industriell hergestellten Produkten, zu denen beispielsweise Chips, Backwaren, Pommes, Süßwaren und Pizza zählen.

1.3.4. Mehr Ballaststoffe

Ballaststoffe spielen in der DASH-Diät eine wesentliche Rolle. Eine Ernährung, die reich an Ballaststoffen ist – durch den Konsum von Früchten, Gemüse, Körnern und Getreide –, wirkt sich positiv auf den Blutdruck sowie das kardiovaskuläre System aus, wie die Auswertung von 24 Publikationen zwischen 1966 und 2003 zeigt. Im Gegensatz zu Low-Carb-Diäten ist der Verzehr von Getreide also durchaus gestattet. Dabei ist es jedoch wichtig, vorwiegend auf vollwertige Getreideprodukte, wie beispielsweise Vollkornbrot, zurückzugreifen.

1.3.5. Eiweiße / Proteine

Eiweiße sind ein unverzichtbarer Bestandteil der DASH-Diät und sollten in Form von Bohnen, Linsen, Fisch und Sojaprodukten aufgenommen werden.

1.3.6. Helles, statt dunkles Fleisch

Es ist ratsam, tierische Fette weitestgehend zu meiden, da diese viel Cholesterin und gesättigte Fettsäuren enthalten. Rotes Fleisch sollte daher nach Möglichkeit ganz vom Speiseplan gestrichen werden. Als Alternative darf weißes Fleisch, wie Huhn und Pute, konsumiert werden.

1.3.7. Butter vermeiden

Obwohl die Ansichten über den Verzehr von Butter stark divergieren, insbesondere hinsichtlich ihrer Auswirkungen auf den Cholesterinspiegel, legt die DASH-Diät nahe, weitestgehend auf Butter zu verzichten. Somit hat Butter keinen festen Platz mehr in Ihrem Kühlschrank, und stattdessen sollen pflanzliche Öle als Ersatz dienen.

Es ist zu beachten, dass Margarine nicht unbedingt eine gesunde Option ist und daher nicht als geeignete Alternative betrachtet wird. Ich würde Ihnen empfehlen, als Alternative Ghee in Betracht zu ziehen, welches in der ayurvedischen Tradition als heilende Butter bekannt ist. Obwohl Ghee reines Butterfett ist und etwa 70% gesättigte Fettsäuren enthält, wird es im Ayurveda seit Jahrtausenden für heilende Zwecke verwendet. Studien haben gezeigt, dass Ghee sogar in der Lage sein kann, den Cholesterinspiegel zu senken und Krankheiten wie Herz-Kreislauf-Erkrankungen vorzubeugen. Ein weiterer Vorteil von Ghee ist, dass es, im Gegensatz zu Butter, auf hohe Temperaturen erhitzt werden kann, ohne zu verbrennen.

1.3.8. Fettarme Milchprodukte

Bei Milchprodukten sollte immer die fettreduzierte Variante bevorzugt werden (max. 1,5% Fettgehalt).

1.3.9. Weniger Alkohol, Koffein und Nikotin

Alkohol lässt den Blutdruck ansteigen. Die DASH-Diät empfiehlt auf den Konsum von Alkohol, koffeinhaltigen Getränken und Nikotin weitestgehend zu verzichten, um den Blutdruck zu verringern.

Wer auf seinen Kaffee dennoch nicht verzichten will, sollte ihn mit möglichst wenig bis gar keinem Zucker genießen.

Dass Rauchen das Risiko für Herzinfarkte und Schlaganfälle erhöht, ist ebenso bekannt. Daher - falls noch nicht geschehen - Schluss mit dem Glimmstengel!

1.3.10. Reduktion von Industriezucker (Kristallzucker)

Dass ein Übermaß an Zucker schädlich ist, ist den meisten Menschen mittlerweile bewusst. Die DASH-Diät schließt Zucker jedoch nicht vollständig aus, da frisches Obst und Trockenfrüchte, welche natürlich auch Zucker (Fruchtzucker) enthalten, wesentliche Komponenten dieser Ernährungsweise sind.

Was den Blutdruck speziell negativ beeinflusst, ist der raffinierte Industriezucker. Dieser kann den Blutdruck rapide ansteigen lassen und sollte daher größtenteils gemieden werden. Der tägliche Zuckerkonsum lässt sich am besten regulieren, indem Sie auf Süßigkeiten und Fertigprodukte verzichten.

Eine denkbare Alternative zum Industriezucker, die allerdings ihren Preis hat, ist Kokosblütenzucker. Trotz seiner Kalorien hält dieser den Blutzuckerspiegel eher stabil.1.3.11. Tägliche Kalorienaufnahme kontrollieren

Die DASH-Diät empfiehlt eine Kalorienzufuhr zwischen 1.500 und 2.300 kcal pro Tag. Wer Gewicht verlieren möchte, sollte den Wert auf 1.500 kcal täglich begrenzen. Dies ist natürlich nur ein Richtwert und abhängig vom Grundumsatz, Alter, Körpergewicht und -größe, Muskelmasse, Geschlecht und Gesundheitszustand. Im Internet finden Sie eine Vielzahl an Rechnern, um Ihren Bedarf an Kalorien zu ermitteln (beispielsweise bei Fit-for-Fun, Smart-Rechner).

1.3.12. ZUSAMMENFASSUNG DES KONZEPTS

- Salz- und fettarme Lebensmittel verwenden
- Fertigprodukte vermeiden
- Industriezucker vermeiden (natürlichen Zuckerersatz wählen)
- Viel frisches Gemüse und Obst
- Gesunde Fette und Öle (keine Transfette)
- wenig Alkohol und Koffein

- kein Nikotin
- Ballaststoffreiche Lebensmittel
- Vollkornprodukte wählen
- Nüsse, Samen und Bohnen als Teil der Mahlzeiten
- Fettarme Milchprodukte
- Wenig tierische Fette (helles Fleisch)
- Butter ersetzen (durch Ghee)
- Fisch
- viel Wasser
- auf maximale Kalorienzufuhr achten

1.4 Geeignete und ungeeignete Lebensmittel

Die DASH-Diät lässt sich leicht in den Alltag integrieren, da sie Lebensmittel beinhaltet, die in herkömmlichen Lebensmittelläden erhältlich sind. Abhängig von Ihrem individuellen Kalorienbedarf variieren die Mengen der einzelnen Lebensmittel, die Sie zu sich nehmen dürfen.

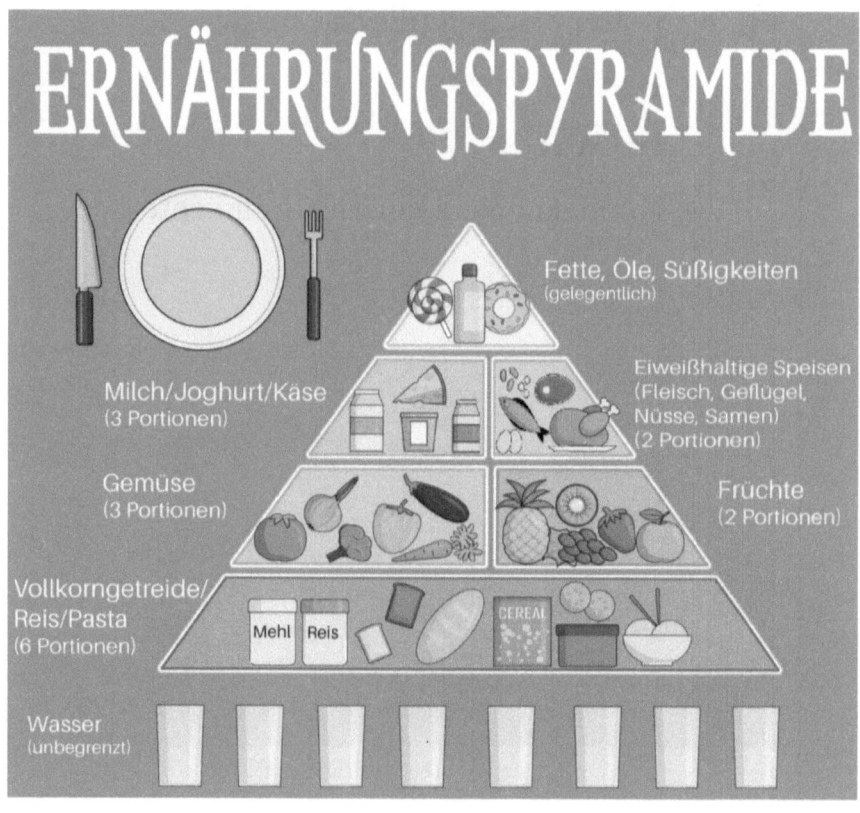

1.4.1 Geeignete Lebensmittel

- reichlich frisches Gemüse, insbesondere viel Grüngemüse - fast ohne Einschränkung
- Frisches Obst
- magere Fleischsorten, besonders helles Fleisch (Huhn, Pute)
- vollwertiges Getreide / Vollkornprodukte
- Fisch
- Eiweißreiche Lebensmittel
- Lebensmittel mit ungesättigten und gesunden Fetten, wie Nüsse, Avocados
- Gesunde Öle mit einem optimalen Omega3/6-Verhältnis wie Olivenöl und Kokosnussöl
- Magere Milchprodukte
- Nüsse, Samen, Hülsenfrüchte

1.4.2 Lebensmittel – nur in geringen Mengen

- Alkohol
- Kaffee
- tierische Fette, speziell rotes Fleisch
- Süßigkeiten und Zucker

1.4.3 Lebensmittel, die zu vermeiden sind

- Fertiggerichte und Konserven
- Wurstwaren
- Backwaren
- gehärtete Pflanzenfette, wie Palmfett
- Sonnenblumenöl (schlechtes Omega3/6-Verhältnis)
- eingelegte und geräucherte Lebensmittel

1.5 DASH Diät Lebensmittel-Liste

Der **glykämische Index** (GI) unterscheidet Lebensmittel nach ihrer Auswirkung auf den Blutzuckerspiegel. Je niedriger der GI ist, umso mehr empfiehlt die DASH Diät dieses Lebensmittel.

1.5.1. GEMÜSE MIT NIEDRIGEM GI (1. WAHL)

(3 Portionen / Tag)

- Artischocken
- Aubergine
- Avocados
- Blumenkohl
- Brokkoli
- Grüne Bohnen
- Grünkohl
- Gurken
- Kohl
- Kürbis (Sommerkürbis)
- Mangold
- Paprika
- Pilze
- Radieschen

- Rosenkohl
- Rucola
- Salat (je dunkler das grüne Grün, desto besser)
- Sellerie
- Senfkörner
- Spargel
- Spinat
- Sprossen
- Zucchini
- Zuckererbsen
- Zwiebeln

1.5.2. Gemüse mit mittlerem GI (2. Wahl)

- Erbsen
- Kartoffeln (Pellkartoffeln)
- Kichererbsen
- Kürbis (Butternusskürbis)
- Kürbis (Eichelkürbis)
- Kürbis (Spaghettikürbis)
- Möhren
- Süßkartoffeln
- Tomaten

1.5.3. GEMÜSE (NICHT EMPFEHLENSWERT)

- Mais

1.5.4. FRÜCHTE MIT NIEDRIGEM GI (1. WAHL)

(2 Portionen / Tag)

- Äpfel
- Aprikosen
- Bananen
- Blaubeeren
- Brombeeren
- Erdbeeren
- Guave
- Himbeeren
- Melone (Honigmelone)
- Melone (Cantaloupe-Melone)
- Melone (Wassermelone)
- Nektarinen
- Papayas
- Pfirsiche
- Preiselbeeren
- Rhabarber
- Trauben

- Zitronen

1.5.5. Früchte mit mittlerem GI (2. Wahl)

- Birnen
- Feigen
- Grapefruits
- Kirschen
- Kiwis
- Kürbis
- Mandarine
- Mango
- Orangen
- Pflaumen

1.5.6. Fleisch und Meeresfrüchte (empfehlenswert)

- Alle Fische (besonders Lachs, Scholle, Hering,
- Thunfisch, Heilbutt, Seezunge, Karpfen,
- Sardinen, Makrele)
- Alle Schalentiere
- Eier
- Hühnerfleisch (ohne Haut)
- Lammfleisch (mager)

- Putenfleisch (ohne Haut)
- Rindfleisch (mager und Steaks) selten!
- Schweinefleisch (mager und Steaks) selten!
- Wurst (nur magerer Aufschnitt)

1.5.7. MILCHPRODUKTE (EMPFEHLENSWERT)

- Blauschimmelkäse
- Butterersatz (z.B. Ghee)
- Buttermilch
- Feta Käse
- Frischkäse (fettarm)
- griechischer Joghurt
- Hafermilch
- Harzer Käse
- Hüttenkäse und Cheddar (fettarm)
- Joghurt (fettarm)
- Kokosnusswasser
- Mandelmilch
- Milch (Kuhmilch, fettarm)
- Mozzarella (fettarm)
- Parmesankäse
- Provolone; ital. Schnittkäse (fettarm)
- Reismilch

- Ricotta-Käse (fettarm)
- Sauerrahm (fettarm)
- Schnittkäse (bis 45% Fett)
- Schweizer Käse
- Soja Milch
- Speisequark (mager)

1.5.8. MILCHPRODUKTE (NICHT EMPFEHLENSWERT)

- Butter
- Crème fraîche und Schmand
- Fruchtquark
- Mayonnaise
- Milch (Vollfett)
- Milchreis
- Pudding
- Sahne

1.5.9. FETTE/ÖLE (CA. 2 EL/TAG)

- Kokosnussöl
- Leinsamenöl
- Olivenöl
- Rapsöl

1.5.10. Nüsse & Samen (ca. 20 g / Tag)

- Cashewkerne
- Haselnüsse
- Kürbiskerne
- Macadamia
- Mandeln
- Pinienkerne
- Sesamsamen
- Sonnenblumenkerne
- Walnüsse

1.5.11. Nüsse, Samen (nicht empfehlenswert)

- Erdnüsse
- alle gesalzenen Nüsse

1.5.12. Getreideprodukte (empfehlenswert)

- Amaranth
- Dinkelbrot
- Gerste
- Haferflocken
- Maisbrot
- Mandelmehl

- Müsli ohne Zucker
- Nudeln (Vollkorn)
- Quinoa
- Reis (Vollkorn)
- Vollkorn Pita
- Vollkorn-Tortillas
- Vollkornbrot
- Vollkornknäckebrot
- Vollweizenmehl
- Weizenkeime

1.5.13. GETREIDEPRODUKTE (NICHT EMPFEHLENSWERT)

- Croissants
- Hartweizennudeln
- Kartoffelpuffer
- Kroketten
- Pfannkuchen
- Pommes
- Reis (geschält)
- Weißbrot
- Weizen- und Milchbrötchen
- Zwieback

1.5.14. SNACKS (EMPFEHLENSWERT)

- Oliven
- Trockenfrüchte (ohne Zucker)
- Datteln
- Gemüsesticks

1.5.15. SNACKS (NICHT EMPFEHLENSWERT)

- Süße und salzige Backwaren
- Süßigkeiten
- Salzgebäck (Chips, Flips etc.)
- süße Milchprodukte (Fruchtjoghurt, etc.)

1.5.16. GETRÄNKE (EMPFEHLENSWERT) 2-3 L / TAG

- Fruchtsaft (frisch gepresst)
- Grüner Tee
- Kräutertee
- Wasser

1.5.17. GETRÄNKE (NICHT EMPFEHLENSWERT)

- Alkohol
- Fruchtsäfte (Fertigsäfte)
- Kaffee & schwarzer Tee
- Softdrinks

1.6 Tipps zur Verminderung des Salzkonsums

Keine Frage, der Mensch braucht Salz zum Überleben. Ein Zuviel an Salz bringt aber erhebliche gesundheitliche Nachteile mit sich. Oftmals wird in der heutigen Ernährung mit Salz völlig übertrieben. Dies betrifft speziell Fertigprodukte und Konserven, Junkfood aller Art, wie Pizza (Salami-Pizza 1,4 g Salz pro 100 g), Pommes, Chips, Eingelegtes und salzhaltiges Knabbergebäck (Salzstangen 4,5 g Salz pro 100 g Salzstangen).

Aber es gibt auch jede Menge **versteckter Salzquellen**, wie Brot (durchschnittlich 1,3 g Salz pro 100 Gramm Brot) und Brötchen, Fleisch und Wurstwaren (5,3 g Salz in 100g geräuchertem Schinken; 3,4 g Salz in 100 g Salami), Milchprodukte und Käse (2,8 g Salz in 40%igem Gouda; 2,8 g Salz in 100 g Feta) oder in Instantsuppen als Geschmacksverstärker.

SALZÄRMERE ALTERNATIVE SUCHEN

Wer an einen stark salzigen Geschmack gewöhnt ist, sollte versuchen, schrittweise auf salzärmere Lebensmittel umzusteigen. Zu vielen Lebensmitteln gibt es salzärmere Alternativen.

Salzärmere Käsesorten:

- Frischkäse (1 g Salz/100 g), Doppelrahmstufe
- Emmentaler 45% (0,9 g Salz/100 g)
- Mozzarella (0,5 g Salz/100 g)

Salzärmere Wurstsorten:

- gekochter Schinken (2,5 g Salz/100 g)
- Putensalami (3,2 g Salz/100 g)
- Mortadella (1,7 g Salz/100 g)
- Feine Leberwurst (1,7 g Salz/100 g)
- Putenbrust (3,1 g Salz/100 g)

Salzärmeres Knabbergebäck

- Sesamstangen (0,8 g Salz/100 g)
- Käsegebäck (0,5 g Salz/100 g)

Andere Garmethode wählen

Im Gegensatz zum Kochen oder Braten gehen beim Dünsten weniger natürliche Aromen verloren. Dadurch behalten die Lebensmittel ihre natürlichen Aromen und man braucht weniger zu salzen. Durch Wahl einer anderen Garmethode wird der Salzkonsum drastisch reduziert. Dies ist besonders für Fleisch, Fisch und Gemüse interessant.

Fertiggerichte meiden

Einen der vordersten Plätze beim Salzkonsum nehmen Fertiggerichte ein. Auch wenn es etwas Zeit und Mühe kostet, ist es das Beste und Gesündeste, selbst zu kochen.

Salzersatz bei Kartoffeln

Besonders frische Kartoffeln vom Markt und neue Kartoffeln haben einen hervorragenden Eigengeschmack. Durch eine Würze mit Rosmarin, Pfeffer und Olivenöl kann man auf Salz weitestgehend verzichten.

Salzersatz bei Fisch

Für eine Würze bei Fischgerichten eignen sich gut Dill, Pfeffer und Chili (sparsam verwenden) anstelle von Salz. Dadurch schmeckt der Fisch mitunter sogar intensiver.

Salzersatz bei Salat

Salz lässt sich im Salat gut durch eigene Kräutermischungen ersetzen, wie beispielsweise durch Basilikum, Bärlauch, Petersilie, Oregano, Schnittlauch, Brunnenkresse, Knoblauch und Oregano.

TEIL 2: DASH DIÄT – DER EINWOCHENPLAN

Im Folgenden finden Sie einen Ernährungsplan nach der DASH-Diät. Die angegebenen Mengen sollten Sie entsprechend Ihres Kalorienziels anpassen. Wenn Sie sich diesen Plan anschauen, werden Sie vielleicht feststellen, dass es eigentlich „Nichts Besonderes" ist. Das ist völlig korrekt. Die DASH-Diät ist nichts Neues, aber nachweislich eine sehr gesunde Ernährungsform - auch ohne Superfoods und Spezialitäten. Es handelt sich um eine Diät für den Alltag, die gerade deswegen so erfolgreich ist, weil sie völlig unkompliziert ist.

Da es auch keine absoluten „Verbote" gibt, wie bei vielen anderen Diäten, fällt es leicht, die Ernährung darauf abzustimmen, ohne dass man Mangel empfindet.

Da die DASH-Diät viele Speisen und Getränke erlaubt, kann der nachfolgende Plan nur als Vorschlag betrachtet werden und sollte individuell abgewandelt werden. Wenn Sie beispielsweise Vegetarier sind, dann ersetzen Sie Fleisch und Fisch durch Alternativen wie Tofu, Seitan, Tempeh und ähnliche Produkte der asiatischen Küche.

Personen mit Laktoseintoleranz sollten Milchprodukte entsprechend ersetzen, etwa durch Kokoswasser, Reismilch, Mandelmilch, Hafermilch oder ähnliches.

Ich wünsche jedenfalls viel Spaß bei Experimentieren und wünsche Ihnen Guten Appetit!

TAG 1

Frühstück

100 g Haferflocken, ein paar Nüsse oder Kerne, 200 ml fettarme Milch oder 1 Magerjoghurt, 100 g Beeren, 1 Glas frisch gepresster Orangensaft

Mittagessen

Gemüsepfanne (z.B. Karotten und Bohnen) mit Naturreis und Hühnerbrustfilet; Nachtisch: 1 Apfel

Abendessen

Gemischter Salat (Tomaten, Gurken, Frühlingszwiebel, Paprika) mit Dressing aus Olivenöl, Zitronensaft und gemischten Kräutern mit einer Scheibe Vollkornbrot

Zwischenmahlzeit

Gemüserohkost (Karotten, Gurken, Paprika) mit Kräuterquark als Dip

TAG 2

Frühstück

Spiegelei mit Kräutern (Petersilie) mit einer Scheibe Vollkornbrot, 1 Magerjoghurt und etwas Milch; 1 Tasse Gewürztee (z.B. ayurvedische Kräutermischung)

Mittagessen

Gemischter Salat aus Römersalat, Tomaten und Gurke - mit Kräuterdressing; dazu eine große Ofenkartoffel

Abendessen

Magerquark mit Honig, Nüssen und Beeren, eine kleine Scheibe Vollkornbrot

Zwischenmahlzeit

Cashewkerne, ungesalzen oder selbstgemachte Energiekugeln (z.B. aus Datteln, Nüssen und Backkakao)

TAG 3

Frühstück

1 grüner Smoothie (z.B. 1/2 reife Avocado, 2 Kiwis, 1 Banane, 2 Handvoll Blattgemüse, 200 ml Wasser)

Mittagessen

Gedünstetes Gemüse (Blumenkohl, Kohlrabi), kleiner Gurkensalat, Putenbrustfilet

Abendessen

Gemischter Salat mit Tomaten, Zwiebeln, Avocado und Römersalat- mit Kräuterdressing aus Olivenöl, Limettensaft und diversen Kräutern

Zwischenmahlzeit

Obst (Apfel, Banane), Walnüsse

TAG 4

Frühstück

Haferbrei (Porridge): 100 g Haferflocken mit Magermilch und etwas Wasser aufkochen; dazu etwas Honig geben und mit ein paar Heidelbeeren verfeinern; dazu einen frisch gepressten Saft

Mittagessen

120 g Vollkornnudeln; Tomatensoße aus gedünsteten Zwiebeln und Tomaten verfeinert mit frischem Basilikum und Pfeffer; Nachtisch: Obst der Saison

Abendessen

Kleine Gemüsepfanne Ratatouille mit Zuchini, Aubergine und Tomate; mit Kräutern würzen; dazu eine Scheibe Vollkornbrot

Zwischenmahlzeit

Gemüsesticks mit Magerquark und frischer Kresse

TAG 5

Frühstück

Omelett mit Zwiebeln und Champignons, 1 Scheibe Vollkornbrot, 1 Apfel und 1 Chai Latte (ayurvedischer Gewürztee mit etwas fettarmer Milch)

Mittagessen

Gedünstetes Gemüse (z.B. Blumenkohl); dazu 60 g Vollkornreis und 1 Magerjoghurt mit klein geschnittenen Zwiebeln und Kräutern

Abendessen

Selbstgemachte Guacamole aus Avocado mit Limettensaft, Zwiebel, 1 Knoblauchzehe und Olivenöl, Pfeffer; dazu 1 Scheibe Vollkornbrot

Zwischenmahlzeit

Obst der Saison / Trockenobst

TAG 6

Frühstück

Porridge aus 100 g Haferflocken, Milch, etwas Zimt 1 TL Kakaopulver aufkochen; eine Banane hineinschneiden; dazu eine Tasse Gewürz-Chai

Mittagessen

50 g Bund-Möhren, 50 g Staudensellerie und 200 g Fischfilet (z.B. Kabeljau) dünsten, 60 g Naturreis; Nachtisch: 1 Stück Obst (z.B. 1 Pfirsich)

Abendessen

Gemischten Salat aus Tomaten, Gurke, Radieschen, Zwiebel mit selbstgemachtem Kräuterdressing; dazu eine Scheibe Vollkornbrot

Zwischenmahlzeit

Walnüsse; Beeren

TAG 7

Frühstück

Quinoa mit Heidelbeeren: 1 Tasse fettarme Milch in Topf erwärmen, 1/2 Tasse Quinoa waschen und hinzugeben. Kochen bis Quinoa sich mit der Milch vollgesogen hat. Dann vom Herd nehmen, etwas Honig, Heidelbeeren und Leinsamen hinzugeben. Dazu ein Glas frisch gepressten Orangensaft

Mittagessen

2 mittelgroße Kartoffeln kochen; anschließend schälen und mit Gurkenscheiben vermischen; mit eigenem Kräuterdressing anrichten; dazu eine Scheibe Hähnchenbrustfilet

Abendessen

Gemischter Salat mit Vollkornbrot

Zwischenmahlzeit

Gemüsesticks mit Kräuterquark

TEIL 3: DASH DIÄT REZEPTE

Im Folgenden finden Sie Rezeptideen zum Frühstück, Mittagessen, Abendessen und für Zwischenmahlzeiten gemäß der DASH Diät. Passen Sie diese bitte Ihren persönlichen Vorlieben und Ihrem Kalorienziel an. Nutzen Sie auch die bei den Rezepten angegebenen Variationen, um die Grundrezepte immer wieder abwechslungsreich zu gestalten.

3.1. DASH DIÄT FRÜHSTÜCK

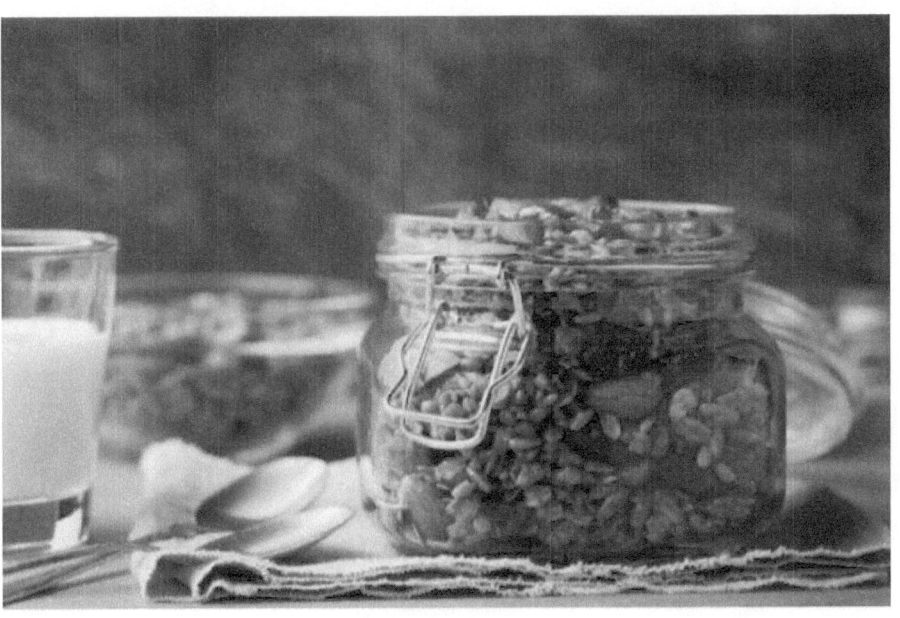

3.1.1. Mein Müsli für den Morgen

Zum Frühstück können Sie sich alle möglichen Variationen an Müsli zubereiten, mit Haferflocken, Gerstenflocken, Kernen aller Art, Leinsamen, Chiasamen, Nüssen, Sesam etc.

Nach den Regeln der DASH Diät ist es wichtig, dass Ihr Müsli so wenig Zucker und Salz wie möglich enthält. Das bedeutet, Sie sollten kein Fertigmüsli verwenden, sondern die Zutaten für Ihr Müsli selbst zusammenstellen. Verwenden Sie stets fettarme Milchprodukte (wie Biomilch, Biojoghurt) oder Milchalternativen (wie Mandelmilch, Reismilch, Sojamilch oder auch Kokosnusswasser).

Verfeinern Sie das Müsli mit Früchten und Beeren der Saison und nach Ihrem Geschmack. Gestalten Sie es abwechslungsreich, beispielsweise durch die Zugabe von Backkakao, Zimt, Kardamom, Anis und Vanille.

Hier drei Müsli-Vorschläge (Zubereitungszeit 5 Minuten):

3.1.1.1. Guten Morgen Müsli (mit viel Magnesium)

Zutaten (für 1 Person):

- 1 Handvoll Trauben
- 1 Apfel

- 4 EL Müsliflocken (Haferflocken, Gersteflocken etc.)
- 1 EL Chiasamen (optional)
- 1 EL Leinsamen (optional)
- 1 TL Mandelstifte
- 1 Magerjoghurt Natur

Zubereitung:

Den Apfel waschen, entfernen und in kleine Stücke schneiden. Die Trauben gut waschen und halbieren. Die Müsliflocken mit den Mandelstiften in eine Schale geben, Obst und Joghurt hinzugeben und vermengen.

3.1.1.2. STARTER MÜSLI (MIT VIEL KALIUM)

<u>Zutaten (für 1 Person):</u>

- 150 g Beeren der Saison
- 150 ml Kefir (mager)
- 3-5 EL Amaranth (gepufft)
- 1 EL Leinsamen (geschrotet)
- 1 EL Chiasamen (optional)

<u>Zubereitung:</u>

Alle Zutaten in eine Schale geben und vermengen.

3.1.1.3. FRÜCHTEMÜSLI MIT ORANGENSAFT

<u>Zutaten (für 1 Person):</u>

- 70 g Vollkorn-Haferflocken / Kernige Haferflocken
- 20 g Kürbiskerne
- 20 g gehackte Walnüsse
- 150 ml frisch gepresster Orangensaft
- 20 g Rosinen oder andere Trockenfrüchte (z.B. Cranberries)
- 1 Banane (in Scheiben geschnitten)
- 1 Prise Zimt

Alle Zutaten in eine Schale geben und vermengen.

3.1.2. KLASSISCHER PORRIDGE

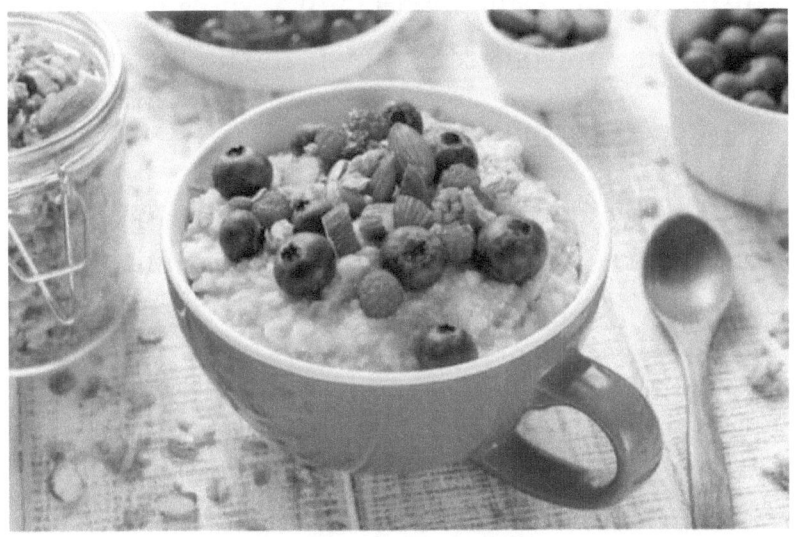

Eine preisgünstige und schnelle Abwechslung zum täglichen Müsli bietet Porridge, auch bekannt als Haferbrei.

Grundrezept:

Für eine Portion benötigen Sie circa 50 g Haferflocken und 150-200 ml Flüssigkeit (fettarme Milch und Wasser - je nach Geschmack).

Geben Sie die Flüssigkeit und die Haferflocken in einen Topf und erwärmen Sie diese. Lassen Sie das Ganze einmal aufkochen und anschließend bei kleiner Hitze noch etwas weiter köcheln. Je sämiger Sie es mögen, umso länger sollten Sie es kochen lassen (maximal 15 Minuten).

Rühren Sie immer mal wieder um, damit nichts anbrennt – insbesondere, wenn Sie viel Milch verwenden - und Sie die Konsistenz kontrollieren können, die für Sie richtig ist.

Verfeinerungsmöglichkeiten:

Zu Porridge passen frisches Obst und Beeren der Saison, Nüsse, Kerne, Samen, Apfelmus, Zimt mit etwas Honig, Joghurt, Ahornsirup und Ähnliches.

Variationen:

Wenn Sie Porridge auch kalt mögen, können Sie die Haferflocken in eine Schüssel mit Deckel füllen, die Flüssigkeit hinzugeben und über Nacht im Kühlschrank quellen lassen.

Statt Kuhmilch können Sie auch Mandelmilch, Reismilch, Sojamilch oder Kokoswasser, aber auch frischen Obstsaft (speziell für die kalte Variation interessant) verwenden.

3.1.3. Gemüse-Omelett

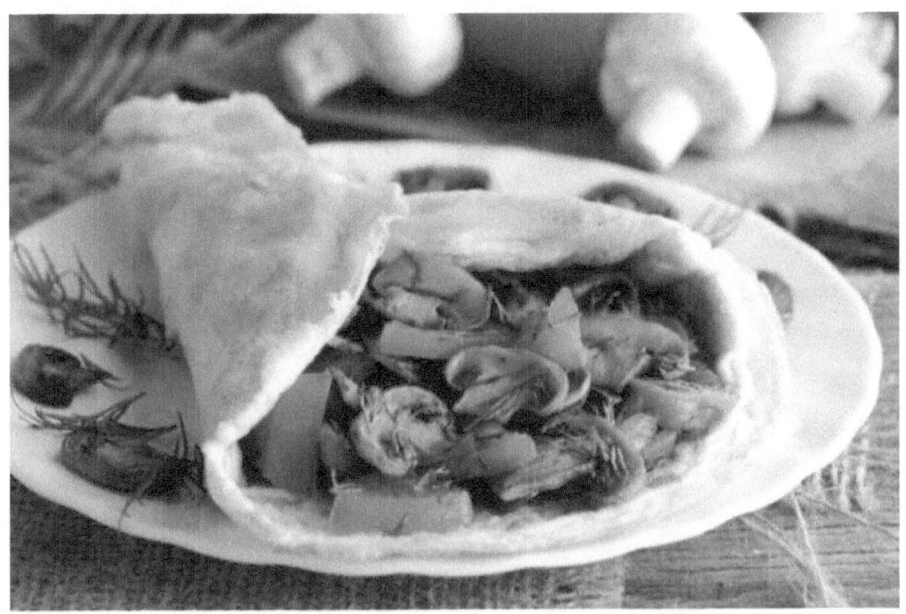

Omelettes können in vielen unterschiedlichen Variationen zubereitet werden und bringen daher viel Abwechslung auf den Frühstückstisch. Hier ein Vorschlag mit verschiedenen Variationsmöglichkeiten.

<u>Zutaten (für 1 Portion):</u>

- Gemüse (beispielsweise 1/2 Zwiebel, 1 kleine Tomate, 50 g Champignons)
- 2 Eier
- 1 EL fettarmer Frischkäse (z.B. Philadelphia)
- Öl zum Braten (wie Kokosnussöl)
- Frische Kräuter (etwa Petersilie, Thymian, Basilikum)
- Pfeffer, Paprika, Muskatnuss zum Würzen

Zubereitung:

- Schneiden Sie die Zwiebel klein.
- Geben Sie in einer Pfanne etwas Kokosöl hinein und fügen Sie die Zwiebeln hinzu, um sie leicht anzubraten.
- Sobald die Zwiebeln glasig sind, fügen Sie Tomaten und Champignons hinzu. Schließen Sie die Pfanne mit einem Deckel und lassen Sie alles 8 Minuten auf niedriger Stufe dünsten.
- In der Zwischenzeit verquirlen Sie die Eier mit dem Frischkäse in einer separaten kleinen Schüssel und geben die Kräuter sowie Gewürze hinzu und heben diese unter.
- Füllen Sie nun das Gemüse in eine Schüssel und stellen Sie es zur Seite.
- Gießen Sie die Eimischung in die Pfanne und verteilen Sie diese gut, sodass der Boden gleichmäßig bedeckt ist.
- Sobald die Eimischung am Pfannenboden fest wird, geben Sie die Gemüsemischung auf das Omelett.
- Schließen Sie nun in der Pfanne das Omelett, sodass es appetitlich aussieht und servierfähig ist.

Variationen:

- Anstatt das Gemüse in eine Schüssel zu füllen, können Sie die Eimischung auch direkt über das gedünstete Gemüse gießen und bei kleiner Hitze nach Geschmack für 6-8 Minuten stocken lassen. Dabei besteht allerdings die Gefahr, dass das Gemüse zu viel Wasser gezogen hat und die Eimasse dann nicht richtig fest wird.

- Das Gemüse lässt sich beliebig variieren, zum Beispiel mit Paprika, Zucchini, Brokkoli, Spargel, Pfifferlingen etc.

- Auch die Kräutermischung lässt sich nach Belieben variieren, beispielsweise durch Schnittlauch, Bärlauch, Dill oder Kerbel.

- Als Fleisch- oder Fischkomponente eignen sich magerer Kochschinken oder Lachs.

- Schlagen Sie das Eiweiß separat zu einem Eiweißschaum auf und mischen Sie es unter das Eigelb. So wird das Omelett sehr luftig und locker.

3.1.4. FRÜHSTÜCKS-QUINOA

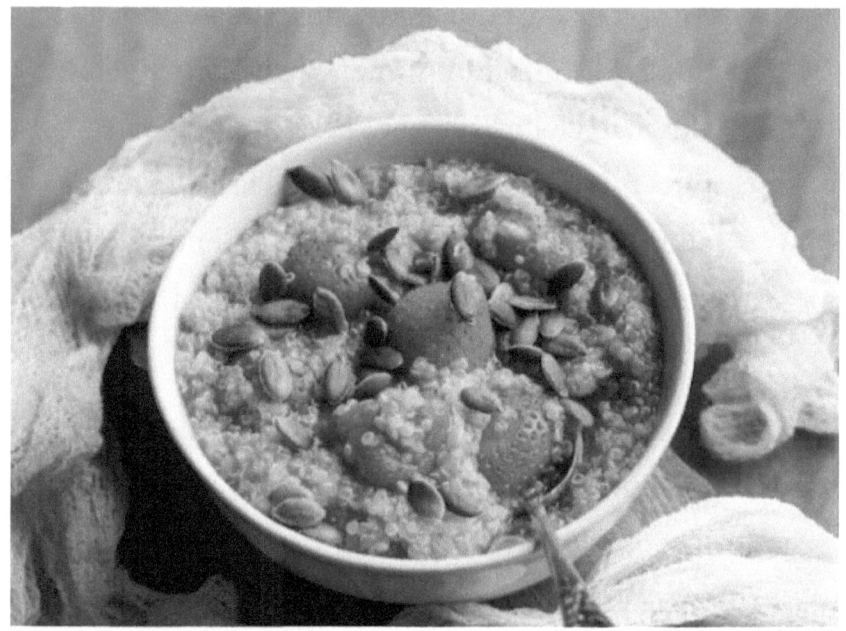

Quinoa bietet ein proteinreiches Frühstück mit wertvollen Nährstoffen und sorgt für ein langes Sättigungsgefühl. Es ist zudem leicht bekömmlich und reich an Magnesium und Eisen.

Zutaten:

- 50 g Quinoa (z.B. Alnatura)
- 150 ml fettarme Milch und/oder Wasser
- frisches Obst oder Beeren der Saison (wie Erdbeeren, Kiwi, Mango, Heidelbeeren)
- Nüsse, Kerne, Samen, Rosinen, Trockenfrüchte nach Belieben
- etwas Honig oder Ahornsirup

Zubereitung:

- Quinoa muss zuerst gut gespült werden, und zwar so lange, bis das Wasser klar ist, um einen bitteren Geschmack zu vermeiden.
- Bringen Sie nun die Flüssigkeit zum Kochen und rühren Sie das Quinoa ein.
- Lassen Sie es etwa 15 Minuten bei mittlerer Hitze köcheln, bis die Körner weich sind.
- Bereiten Sie in der Zwischenzeit das Obst vor.
- Nehmen Sie nun das Quinoa vom Herd und lassen Sie es noch 5 Minuten quellen.
- Füllen Sie es anschließend in eine Schüssel und geben Sie Obst, Nüsse/Kerne und ein wenig Honig hinzu.

Variationen:

- Kaltes Quinoa: Bereiten Sie Quinoa bereits am Abend zuvor zu und stellen Sie es in den Kühlschrank. So sparen Sie auch Zeit am Morgen.
- Statt Kuhmilch können Sie auch Mandelmilch verwenden. Dies unterstreicht den leicht nussigen Geschmack des Quinoa.
- Variieren Sie mit Gewürzen: Zimt, Vanille und Kakaopulver eignen sich gut.

3.1.5. Vollkornbrot mit vegetarischem Aufstrich

Gesundes Vollkornbrot ist ein Bestandteil der DASH-Diät, was besonders praktisch am Morgen ist, da es sich schnell zubereiten lässt und den Tag auf gesunde Weise starten lässt.

Bereiten Sie dazu einen frischen vegetarischen Aufstrich zu, sodass Sie nicht auf süße Marmelade und andere zuckerhaltige Aufstriche am Morgen zurückgreifen müssen. Am besten bereiten Sie gleich etwas mehr zu, sodass Sie den Aufstrich auch für kleine Zwischenmahlzeiten während des Tages (zusammen mit etwas Gemüse, wie Paprika oder Möhren) als Dip nutzen können.

Im Folgenden werden einige vegetarische Aufstriche vorgestellt, die schnell zubereitet sind.

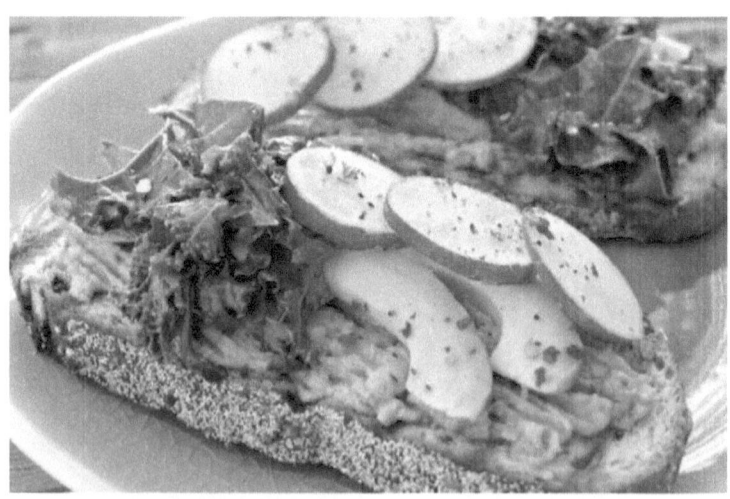

3.1.5.1. MAGERQUARK-KRESSE AUFSTRICH

<u>Zubereitungszeit</u>: ca. 3 Minuten

<u>Zutaten:</u>

- Magerquark
- Kresse
- 2 Radieschen
- 1/2 Avocado
- 1 Scheibe Vollkornbrot

<u>Zubereitung:</u>

Mischen Sie Magerquark mit der Kresse und bestreichen Sie damit das Vollkornbrot. Belegen Sie anschließend das Brot noch mit ein paar Avocadoscheiben und Radieschenscheiben. Wenn Sie möchten, können Sie noch ein paar Tropfen Olivenöl hinzugeben.

3.1.5.2. Olivenöl-Kräuter-Aufstrich

Dies ist definitiv mein schnellster Aufstrich für die Morgenstunden, wenn ich nur wenig Zeit habe.

<u>Zubereitungszeit</u>: ca. 2 Minuten

<u>Zutaten:</u>

- Hochwertiges Olivenöl
- Frische Kräuter (wie Kresse, Petersilie, Basilikum)
- Gurkenscheiben (optional)

Tipp: Besorgen Sie sich sehr hochwertiges Olivenöl. Es mag zwar etwas teurer sein, aber wenn Sie es einmal probiert haben, werden Sie den Unterschied erkennen. Meine Favoriten sind: Jordan Olivenöl und Frantoi Cutrera Primo natives Olivenöl (das letztere hat eine leicht fruchtige Note und wurde mit dem Olio Award als eines der besten Olivenöle ausgezeichnet). Schon dieses Olivenöl allein dient als köstlicher und gesunder vegetarischer Aufstrich. Verfeinern Sie es mit frischen Kräutern. Falls gewünscht, können Sie Ihr Brot noch mit einigen Gurkenscheiben belegen.

3.1.5.3. Avocado-Paprika Aufstrich

<u>Zubereitungszeit:</u> ca. 15 Minuten

Die folgenden Zutaten werden gemischt und püriert (Pürierstab oder Mixer):

- Fruchtfleisch einer Avocado
- 1 rote Paprika
- 80 g Cashewkerne
- 2 TL frischen Zitronensaft
- 1/2 TL getrockneten Thymian und
- 1 Prise Cayennepfeffer

3.1.5.4. Champignon Aufstrich (reich an Kalium)

Zubereitungszeit: ca. 15 Minuten

Die folgenden Zutaten werden gemischt und püriert (Pürierstab oder Mixer):

- 200 g weiße Champignons
- 3 EL Olivenöl
- 2 EL frische Petersilie
- 2 EL Bärlauch (oder 1 Knoblauchzehe)
- 1/2 TL Majoran
- 1 Prise Cayennepfeffer
- 1 Spritzer Zitronensaft
- 1 EL Magerquark
- 1 EL Magerjoghurt

3.1.5.5. Möhren Aufstrich (reich an Kalium)

Zubereitungszeit: ca. 15 Minuten

Zutaten:

- 3 mittelgroße Bundmöhren
- 1 kleine Zwiebel
- 2 EL Kokosnussöl (Bio)
- 1 Stück Ingwer (1 cm)
- 2 EL Bärlauch (oder 1 Knoblauchzehe)

- 2 EL Petersilie
- 20 g Cashewkerne
- 50 g Parmesan (gerieben)
- Cayennepfeffer

Zubereitung:

- Die Möhren und Zwiebeln schälen und klein schneiden.

- In einer Pfanne 2 EL Kokosnussöl erhitzen und die Zwiebeln anbraten, bis sie glasig sind. Dann die Möhren hinzugeben und auf kleiner Hitze die Möhren ca. 10 Minuten dünsten.

- In der Zwischenzeit den Parmesankäse reiben, die Knoblauchzehe (oder Bärlauch), Petersilie und das Stück Ingwer zerkleinern.

- Sobald die Möhren weich sind, zusammen mit den Zwiebeln und den restlichen Zutaten in eine Schüssel geben und alles pürieren.

3.1.6. Grüne Smoothies

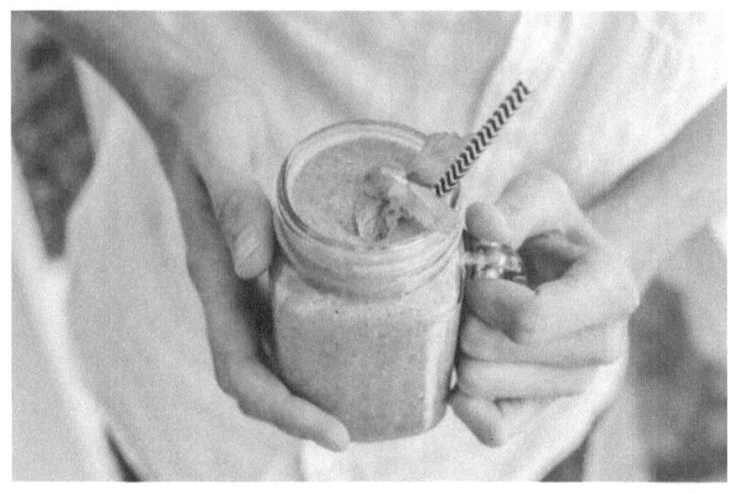

Grüne Smoothies strotzen vor Power und versorgen den Körper mit viel Energie. Sie enthalten neben Früchten auch Blattgemüse, Gemüse, Kräuter und Wildkräuter und sind daher reich an wichtigen Spurenelementen wie Zink und Eisen, Magnesium, Kalium, Phosphor, den Vitaminen A, C, E und K, essentiellen Aminosäuren, Antioxidantien, Chlorophyll, Ballaststoffen, Folsäure und vielen anderen Mikronährstoffen.

Diese Smoothies bieten sekundäre Pflanzenstoffe und Antioxidantien, welche den Körper vor Krankheiten schützen, das Immunsystem kräftigen, den Blutfluss regulieren, eine gesunde Darmflora fördern, die Funktionen von Leber und Galle verbessern, Nierenbeschwerden vorbeugen und viele weitere positive gesundheitliche Vorteile mit sich bringen. Grüne Smoothies sind daher besonders wertvoll bei der Kontrolle des Blutdrucks und der Unterstützung der Nierenfunktion.

Dank der enthaltenen Ballaststoffe stellt sich kein Hungergefühl ein, und die Zutaten können so kombiniert werden, dass das Ergebnis auch geschmacklich überzeugt. Ein einziges Glas dieses Smoothies enthält bereits alle wichtigen Nährstoffe, die der Körper benötigt, wodurch sich komplette Mahlzeiten, etwa das Frühstück, ersetzen lassen.

Die in den Rezepten aufgelisteten Zutaten sind, je nach Art des verwendeten Mixers, mehr oder weniger zerkleinert in den Mixer zu geben und so lange zu mixen, bis eine schöne cremige und homogene Konsistenz erreicht ist. Die benötigte Flüssigkeitsmenge ist entsprechend anzupassen.

Die nachfolgenden drei Grünen Smoothies sind insbesondere zur Bekämpfung von Bluthochdruck geeignet:

3.1.6.1. Gemüsesmoothie gegen Bluthochdruck

- 2 mittelgroße Bundmöhren
- 1 Strauchtomate
- 1 Gurke
- 1 Handvoll Petersilie
- 100 ml Wasser

Waschen, schneiden und pürieren Sie das Gemüse zusammen mit dem Wasser und den Kräutern in einem Mixer.

3.1.6.2. Ananas-Pampelmuse Smoothie

- 1 Pampelmuse
- 1/4 Ananas
- 1 Handvoll Spinatblätter
- 100 ml Wasser

Schälen Sie das Obst und geben Sie das Fruchtfleisch zusammen mit dem Wasser und den Spinatblättern in einen Mixer und pürieren Sie es.

3.1.6.3. Karotten-Sellerie Smoothie

Dieser Gemüsesmoothie eignet sich auch gut zum Entgiften und wirkt entwässernd. Er liefert viel Energie und ist hervorragend für das Frühstück geeignet.

Zutaten:

- 5 mittelgroße Bundmöhren
- 1 Handvoll Spinat
- 2 Stangen Sellerie
- 1 Handvoll Petersilie
- 100 ml Wasser (gegebenenfalls anpassen)

Bitte waschen und zerkleinern Sie das Gemüse sorgfältig. Geben Sie es anschließend in einen Mixer und pürieren Sie es.

3.1.7. Avocado-Smoothies

Avocados, ähnlich wie Oliven, zählen zu den fettreichsten Früchten. Mit ihrer cremigen Konsistenz, ihrem Reichtum an Vitaminen und Nährstoffen sowie ihrer sättigenden Wirkung bis zur nächsten Mahlzeit eignen sie sich ideal für ein leckeres Frühstück. Avocados enthalten viele lebenswichtige Vitamine wie Vitamin A, Alpha-Carotin, Beta-Carotin, Biotin und Vitamin E. Zudem weisen sie eine hohe Konzentration an Folsäure, sekundären Pflanzenstoffen und wichtigen Antioxidantien auf. Sie senken den Cholesterinspiegel, schützen vor Schlaganfällen, wirken präventiv gegen Krebs, beugen typischen Alterserscheinungen vor (Anti-Aging), unterstützen die Blutbildung, stärken Augen, Knochen und

Zähne, verleihen der Haut einen strahlenden Teint und helfen dem Körper, Nährstoffe besser zu absorbieren.

3.1.7.1. Avocado Kiwi Smoothie

- 1/2 reife Avocado
- 1 Kiwi
- 1 Banane
- 1 Handvoll Blattgemüse
- 200 ml Wasser (ggfs. anpassen)

3.1.7.2. Avocado Beeren Smoothie

- 1/2 reife Avocado
- 50 g rote Himbeeren
- 50 g Brombeeren
- 1 Banane
- 200 ml Wasser (ggfs. anpassen)

3.1.7.3. Avocado Apfel Smoothie

- 1 reife Avocado
- 1 grüner Apfel
- 1 Handvoll Junger Spinat oder Grünkohl Blätter
- 200 ml frischer Apfelsaft + Wasser (falls nötig)

3.1.7.4. Avocado Sellerie Smoothie

- 1/2 reife Avocado
- 1 Apfel
- 1/2 Banane
- 1 Selleriestange
- 1 Handvoll Grünkohl Blätter
- 150 ml Wasser (ggfs. anpassen)

3.1.7.5. Avocado-Gemüse Smoothie

- 1/2 reife Avocado
- ½ Apfel
- 2 Blätter Grünkohl
- 1/4 Gurke
- 100 g Baby-Karotten
- 1 Tomate
- ¼ Zwiebel
- 1 EL frische Petersilie
- Saft von einer Zitrone
- 300 ml Wasser (ggfs. anpassen)

3.1.7.6. Avocado-Ananas-Smoothie

- 1 Avocado

- 1/4 Ananas
- 2 Handvoll jungen Spinat
- 300 ml Kokoswasser (oder Wasser; ggfs. anpassen)

3.1.7.7. Avocado-Mango- Smoothie

- 1/2 Mango
- 1/2 Banane
- 1/4 Avocado
- Saft von 1 kleinen Zitrone
- 1 TL geriebener Ingwer
- 1 Handvoll Grünkohl
- 1 Messerspitze Kurkuma
- 150 ml Kokoswasser (oder Wasser) .. ggf. anpassen

3.1.8. Gurken Smoothies

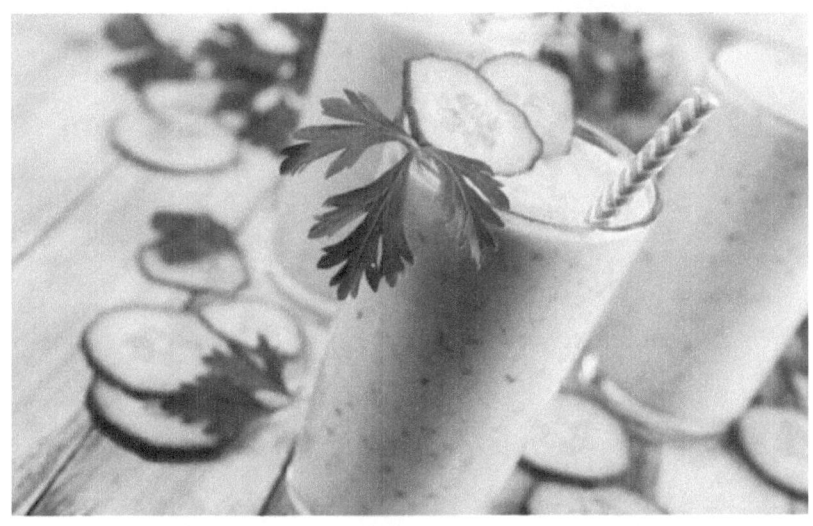

Das Pflanzenzellwasser von Gurken ist äußerst hochwertig und kann vom Organismus direkt zur Entschlackung und Entgiftung genutzt werden. Gurken sind ein stark basisches Lebensmittel und enthalten antioxidativ wirksame sekundäre Pflanzenstoffe. Die in Gurken vorhandenen Elektrolyte sind hilfreich bei Bluthochdruck, tragen zu einer klaren und schönen Haut bei, wirken entzündungshemmend und sind effektiv gegen Blähungen. Aufgrund des hohen Wasseranteils der Gurken benötigen Sie weniger Wasser für Ihren Smoothie. Falls Sie die Gurkenschale im Smoothie verwenden möchten, sollten Sie die Gurken vorab gründlich waschen. (Tipp: Um das Gemüse zumindest teilweise von Pestiziden zu befreien, geben Sie 1 EL Natron und den Saft einer halben Zitrone zu 1 Liter Wasser, und waschen Sie damit das Gemüse ab).

3.1.8.1. GURKEN-BIRNEN-SMOOTHIE

- 1/4 Gurke
- 1 Birne (gehackt)
- 1 Handvoll junger Spinat (oder anderes frisches Blattgemüse)
- 120 ml Wasser (ggfs. anpassen)

3.1.8.2. GURKEN-HONIGMELONEN-SMOOTHIE

- 1/4 Gurke
- 1/4 Honigmelone
- 1 TL frisch gepresster Zitronensaft
- 1L frische Minze (gehackt)
- 120 ml Wasser (ggfs. anpassen)

3.1.8.3. GURKEN-WASSERMELONE-SMOOTHIE

- 1/4 Gurke
- 250 g Wassermelone
- 1 TL frisch gepresster Limettensaft
- 1 Handvoll frisches Blattgemüse

120 ml Wasser (ggfs. anpassen)

3.1.8.4. Gurken-Sellerie-Smoothie

- 1/4 Gurke
- 1 EL frische Petersilie
- 1 Handvoll Spinat
- 1 Selleriestange
- 1 Stück Obst (Apfel oder Birne)
- 1 Zitrone geschält und entkernt
- 120 ml Wasser (ggfs. anpassen)

3.1.9. SUPERFOOD-BEEREN-SMOOTHIES

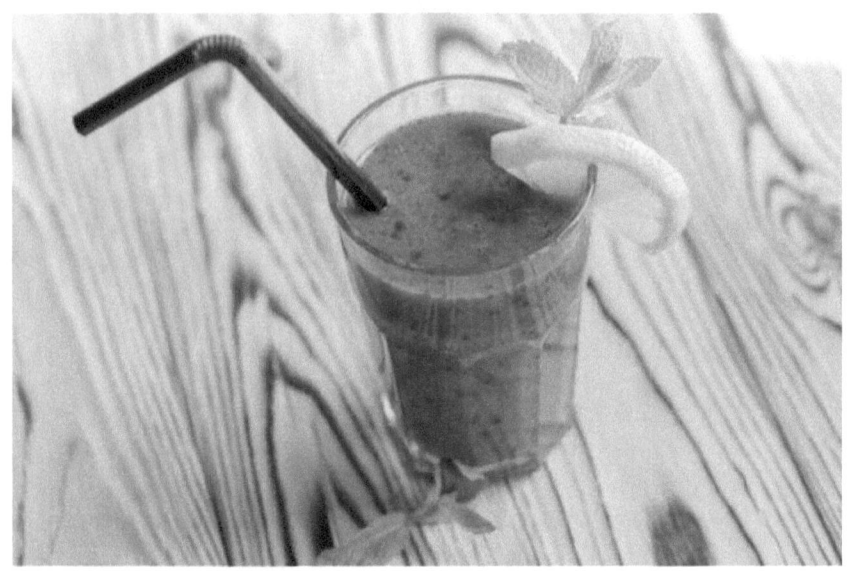

Beeren enthalten zahlreiche Vitamine, sättigende Ballaststoffe und wertvolle Antioxidantien, die dem Körper im Kampf gegen schädliche freie Radikale beistehen. Neben heimischen Beeren wie Erdbeeren, Himbeeren und Heidelbeeren gibt es viele exotische Beeren, die als sogenannte Superfoods bekannt geworden sind. Die folgenden drei Superbeeren sind besonders im Rahmen der DASH-Diät empfehlenswert:

Acai Beeren: Diese Beeren zeichnen sich durch einen hohen Gehalt an Antioxidantien aus. Sie schützen die Herz- und Kreislaufgefäße, fördern die Durchblutung, regulieren den Cholesterinspiegel und tragen zur Elastizität der Arterienwände bei.

Cranberries: Es handelt sich hierbei um eine Art von Preiselbeeren, die entgiftend wirken. Sie unterstützen die Heilung von Harnwegsinfektionen und bieten starken Schutz gegen Krebs, Schlaganfall und virale Infektionen.

Goji Beeren: Nach der chinesischen Medizin gelten Goji Beeren als Lebenselixier, das für Langlebigkeit und Gesundheit steht. Zudem wirken sie stark entzündungshemmend.

Hier drei Smoothie-Rezepte:

3.1.9.1. Acai Beeren-Smoothie

- 200 g Acai Beeren
- 200 g rote Trauben (ohne Kerne)
- 1 großer Apfel
- 2 Handvoll frisches Grün
- 120 ml Kokoswasser oder Wasser (ggfs. anpassen)

3.1.9.2. Goji-Beeren-Smoothie

- 150 g gemischte Beeren
- 2 EL Goji-Beeren
- 1/2 geschälte Banane
- 2 Handvoll Junger Spinat

- 2 EL Chia Samen
- 250 ml Wasser

3.1.9.3. CRANBERRY-SMOOTHIE

- 80 g Cranberries
- 1 geschälte Orange
- 1 Banane
- 2 Handvoll frischen Blattspinat
- 200 ml Bio-Apfelsaft

3.2. DASH Diät Mittagessen

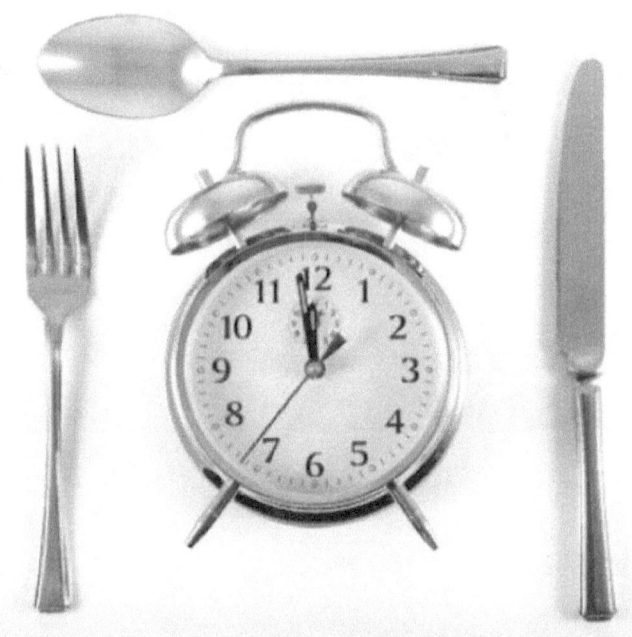

Die nachfolgenden DASH-Diät-Rezepte für das Mittagessen sind für eine Person konzipiert. Bitte passen Sie diese entsprechend Ihren persönlichen Vorlieben und Ihrem Kalorienziel an.

3.2.1. ASIATISCHE QUINOAPFANNE

(für 1 Person)

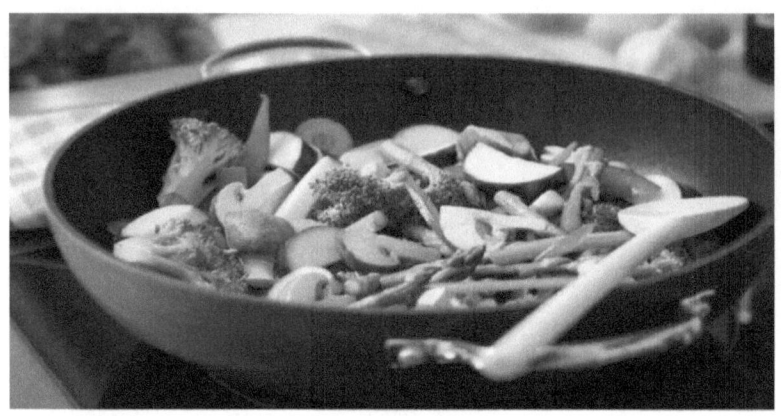

<u>Zubereitungszeit</u>: ca. 20 Minuten

<u>Zutaten:</u>

- 1 kleine Zwiebel
- 1 Tomate
- 6 Stck. Champignons
- 1/2 Paprika
- 4 Brokoliröschen
- 1 Pak Choi (optional)
- 100 ml Kokosmilch
- Saft von einer Limette
- Cayennepfeffer
- 1 Prise Salz
- Kokosnussfett

- 1 Tasse Quinoa
- 2 Tassen Wasser

Zubereitung:

- Waschen Sie das Quinoa gründlich und kochen Sie es gemäß der Anleitung. Üblicherweise beträgt das Verhältnis 1:2, also 1 Tasse Quinoa zu 2 Tassen Wasser. Geben Sie Quinoa und Wasser zusammen in einen Topf und lassen Sie es bei niedriger Hitze köcheln. Die Quinoa-Körner benötigen etwa 15 Minuten, bis sie bissfest sind. Dies erkennen Sie an ihrer glasigen Struktur. Falls Sie es weicher bevorzugen, lassen Sie es etwa 5 Minuten länger kochen.

- Putzen Sie in der Zwischenzeit das Gemüse und schneiden Sie es in mundgerechte Stücke.

- Geben Sie etwas Kokosfett in einen Wok (oder eine Pfanne) und braten Sie die Zwiebel kurz an, bis sie glasig ist.

- Fügen Sie dann die Paprika hinzu und braten Sie sie kurz an, gefolgt von den Brokkoliröschen, Champignons, Tomaten und optional Pak Choi.

- Reduzieren Sie die Hitze, decken Sie den Wok ab und lassen Sie das Gemüse einige Minuten dünsten.

- Fügen Sie nach etwa 5 Minuten die Kokosmilch hinzu, heben Sie sie kurz unter und würzen Sie das Gemüse mit Cayennepfeffer und einer Prise Salz. Schmecken Sie es vorsichtig mit Limettensaft ab (achten Sie darauf, dass es nicht zu sauer wird) und lassen Sie es bei niedriger Hitze köcheln, bis das Quinoa fertig ist.
- Geben Sie das Quinoa auf einen Teller und verteilen Sie das Gemüse darauf.
- Guten Appetit!

3.2.2. Italienischer Sommersalat

(für 1 Person)

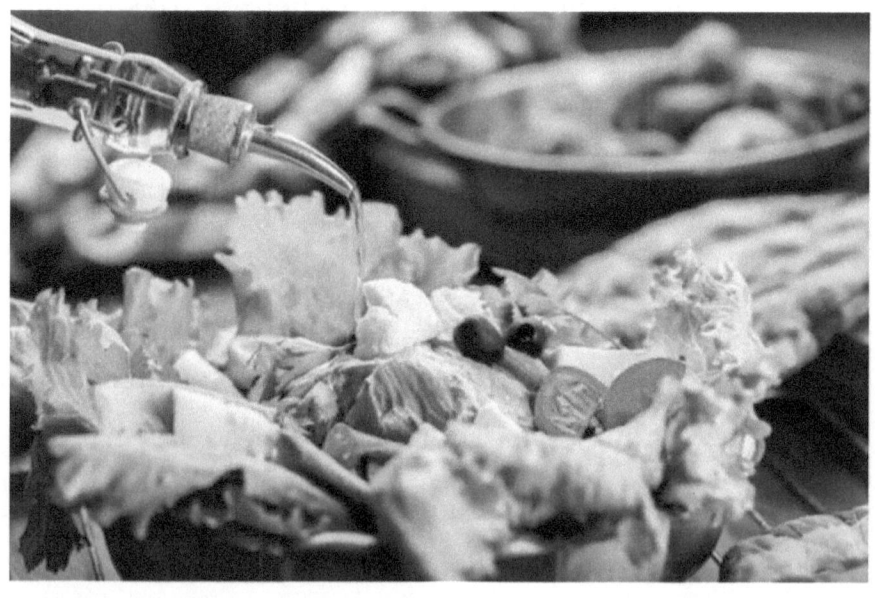

Zubereitungszeit: ca. 15 Minuten

Zutaten:

- 3 kleine geschmackvolle Tomaten
- 1/3 Salatgurke
- 5 schwarze Oliven
- 1 kleine Zwiebel (rot)
- 4 Radieschen
- 5 Blätter Lollo Bianco (oder anderen Blattsalat)
- 80 g magerer Kochschinken
- 50 g Parmesankäse
- 2 EL Olivenöl
- Saft von 1 Limette oder Zitrone
- Kräuter: Frische Basilikumblätter, Bärlauch, Kresse
- Frischer Pfeffer
- 30 g Magerquark
- 1 Scheibe Vollkornbrot

Zubereitung:

- Schälen Sie Gurke und Zwiebel, schneiden Sie beides klein und geben Sie es in eine Schüssel.
- Waschen Sie Tomaten, Radieschen und Salatblätter, lassen Sie diese abtropfen, schneiden Sie sie klein und fügen Sie sie hinzu.

- Zupfen Sie Basilikum und Bärlauch klein und fügen Sie diese ebenfalls hinzu.
- Schneiden Sie den Kochschinken klein und geben Sie ihn in die Schüssel.
- Geben Sie Oliven hinzu.
- Reiben Sie Parmesankäse und streuen Sie diesen über den Salat.
- Schmecken Sie den Salat mit Olivenöl, Zitronensaft sowie Pfeffer ab.
- Bestreichen Sie das Vollkornbrot mit Magerquark und garnieren Sie es mit Kresse.
- Guten Appetit!

3.2.3. ARABISCHE FISCH-GEMÜSEPFANNE

(für 1 Person)

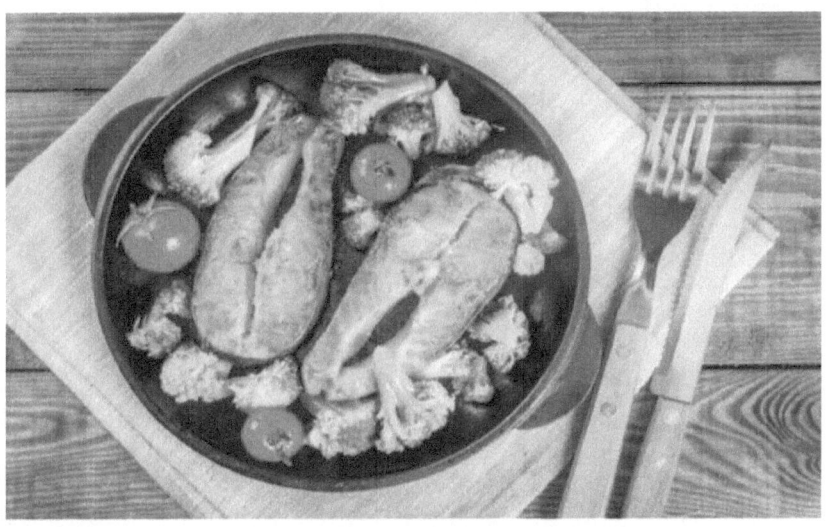

Zubereitungszeit: ca. 12 Minuten

Zutaten:

- 150-200 g Lachsfilet
- 3 kleine Tomaten
- 150 g Brokkoliröschen
- *Ras el Hanout*[1] Gewürzmischung (Alternativ: 2 EL frischen Dill, Petersilie + Pfeffer)
- 1 Scheibe Vollkornbrot

---

[1] *Ras el Hanout ist wie Curry eine Mischung aus unterschiedlichen Gewürzen und schmeckt daher immer wieder anders. Es besteht aus aus Gewürzen wie Koriander, Kurkuma, Zimt, Lorbeer, Safran, Chili, Lavendel, Muskat, Ingwer, Kreuzkümmel, Nelken, schwarzer Pfeffer usw. und eignet sich hervorragend für Fisch- und Fleischgerichte.*

- Kokosnussfett

Zubereitung:

- Geben Sie etwas Kokosnussfett in eine Pfanne.

- Waschen Sie das Lachsfilet gut, würzen Sie es mit der Ral el Hanout Gewürzmischung, geben Sie es in die Pfanne und braten Sie es an.

- Waschen Sie in der Zwischenzeit die Brokkoliröschen und Tomaten und geben Sie diese zu dem Lachsfilet in die Pfanne. Würzen Sie auch diese leicht mit der Gewürzmischung.

- Als Alternative zur Gewürzmischung können Sie den Fisch auch mit Dill, Petersilie und Pfeffer würzen.

- Schließen Sie die Pfanne mit einem Deckel, stellen Sie den Herd auf eine niedrige Einstellung und lassen Sie alles für 10 bis 12 Minuten dünsten.

- Machen Sie nach 10 Minuten kurz eine Probe, ob der Lachs vollständig durchgebraten ist.

- Genießen Sie das Gericht mit einer Scheibe Vollkornbrot.

3.2.4. Ayurvedisches Agnifeuer

(für 1 Person)

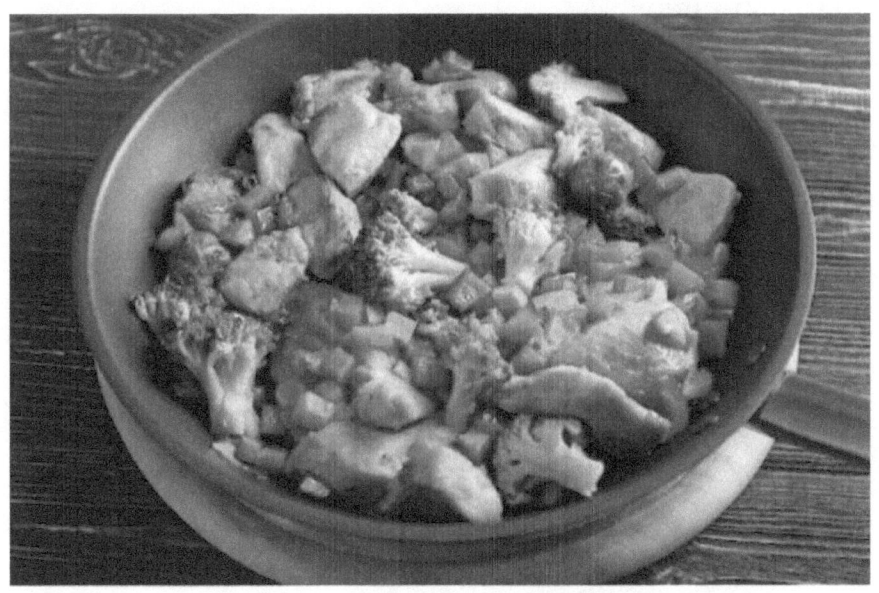

Zubereitungszeit: bis 40 Minuten (bei Verwendung von Vollkornreis; 15 Minuten bei Verwendung von Quinoa)

Tipp: Für dieses Gericht empfiehlt es sich, die ayurvedische Agni Plus Gewürzmischung zu besorgen (erhältlich beispielsweise im Onlineshop www.Satnam.de). Diese unterstützt die Verdauung und enthält eine Vielzahl an gesunden und aufeinander abgestimmten Gewürzen. Selbstverständlich können Sie sich die Gewürze auch selbst zusammenstellen. Die Mischung besteht aus Kurkuma,

Fenchel, Koriander, Kreuzkümmel, schwarzem Pfeffer, Ingwer, Zimt und Bockshornklee.

Zutaten:

- 150 g Hühnerbrustfilet
- 100 g Brokkoli-Röschen
- 1 Paprika
- 1 Tomate
- 1 kleine Zwiebel
- 60 g Vollkornreis (alternativ Quinoa)
- 120 ml Wasser
- Agni Plus Gewürzmischung (oder Mischung s.o.)

Zubereitung

- Bereiten Sie den Vollkornreis wie angegeben zu (üblicherweise im Wasser-Reis-Verhältnis 2:1). Geben Sie Reis und Wasser in einen Topf, lassen Sie es kurz aufkochen und dann auf der niedrigsten Stufe köcheln. Vollkornreis benötigt bis zu 40 Minuten, bis er weich ist. Alternativ können Sie Quinoa verwenden; hier beträgt die Kochzeit lediglich 15 Minuten.
- Geben Sie in der Zwischenzeit etwas Kokosfett in eine Pfanne.
- Waschen Sie das Gemüse und schneiden Sie es klein.

- Geben Sie die Zwiebel in die Pfanne und braten Sie sie kurz an.
- Fügen Sie das Hühnerbrustfilet hinzu und braten Sie es ebenfalls kurz an.
- Geben Sie das restliche Gemüse hinzu, setzen Sie einen Deckel auf die Pfanne und dünsten Sie alles für etwa 12 Minuten auf kleiner Stufe.
- Würzen Sie Gemüse und Huhn mit der Agni Plus Gewürzmischung oder den angegebenen Gewürzen.
- Guten Appetit!

3.2.5. Okroshka - Russische kalte Suppe

(für 1 Person)

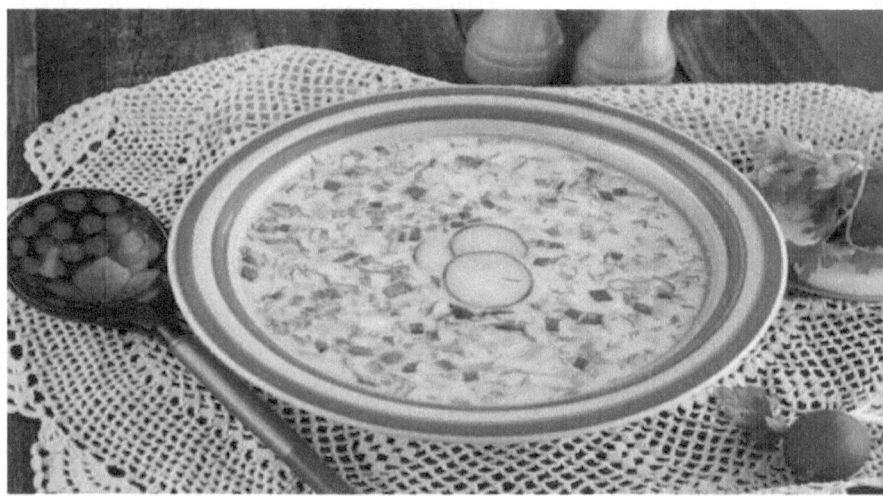

Dies ist ein wunderbares leichtes Mittagsgericht für heiße Tage.

Zutaten:

- 1/4 Salatgurke
- 1 Frühlingszwiebel
- 1/2 Bund Dill
- 3 Radieschen
- 150 g Naturjoghurt (mager)
- 1 Ei (hartgekocht)
- 2 kleine Pellkartoffeln
- 50 g mageren Kochschinken
- etwas Mineralwasser

- ein wenig Essig

<u>Zubereitung</u>

- Kochen Sie zunächst das Ei hart und garen Sie die Pellkartoffeln.

- Schneiden Sie in der Zwischenzeit die Frühlingszwiebel und den Dill sehr klein und geben Sie beides in eine Schüssel.

- Würfeln Sie den Kochschinken klein und fügen Sie ihn hinzu.

- Waschen Sie die Radieschen und die Gurke, schneiden Sie beides in sehr kleine Würfel und geben Sie es ebenfalls in die Schüssel.

- Fügen Sie den Naturjoghurt hinzu und verrühren Sie alles.

- Sobald Kartoffeln und Ei fertig sind, schneiden Sie auch diese in kleine Würfel und fügen Sie sie der Mischung bei.

- Geben Sie ein wenig Mineralwasser hinzu, sodass die Mischung die Konsistenz einer Suppe erhält.

- Schmecken Sie das Ganze mit etwas Essig ab.

3.2.6. Brasilianische Vollkorn-Fajitas

(für 1 Person)

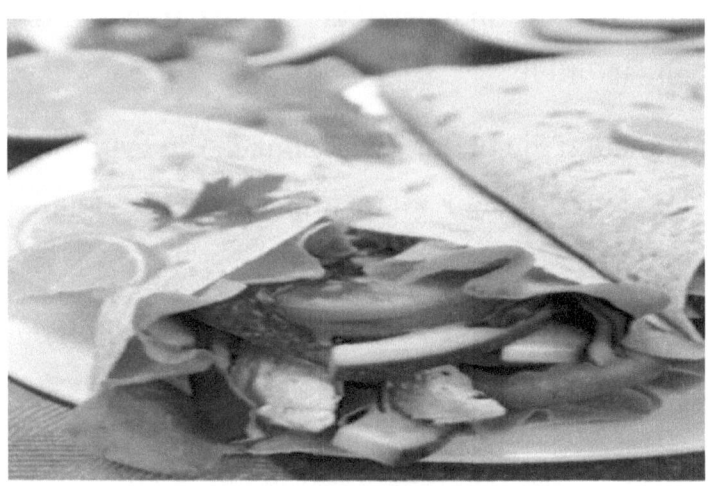

Zubereitungszeit: 10 Minuten

Zutaten:

- 80 g Hühnerbrustfilet (gewürfelt)
- 4 Radieschen
- 1/4 Gurke
- 1/2 Paprika
- 2 kleine Tomaten
- 1/2 Avocado
- 1 EL Olivenöl
- 2 EL Kräuter (Petersilie, Koriander, Basilikum)
- 1 Limette

- Chili Gewürz
- Vollkorn-Pitabrötchen (oder Vollkorn Tortilla Wraps)

Zubereitung:

- Würfeln Sie das Hühnerbrustfilet und bestreuen Sie es mit etwas Chili.
- Geben Sie Kokosnussfett in eine Pfanne und braten Sie die Hühnerbrustwürfel darin gar.
- Waschen Sie in der Zwischenzeit Gurke, Paprika, Tomaten, Radieschen und die Kräuter und schneiden Sie alles klein.
- Zerdrücken Sie in einer kleinen Schüssel das Fleisch der Avocado und mischen Sie es mit Olivenöl und Chili zu einer Creme.
- Wärmen Sie Pitabrötchen oder Tortilla Wraps in einer Pfanne oder im Toaster und füllen Sie sie mit der Avocadocreme, den Hühnchen-Nuggets und dem Gemüse.

- Guten Appetit!

3.2.7. Paprika-Makrele

(für 1 Person)

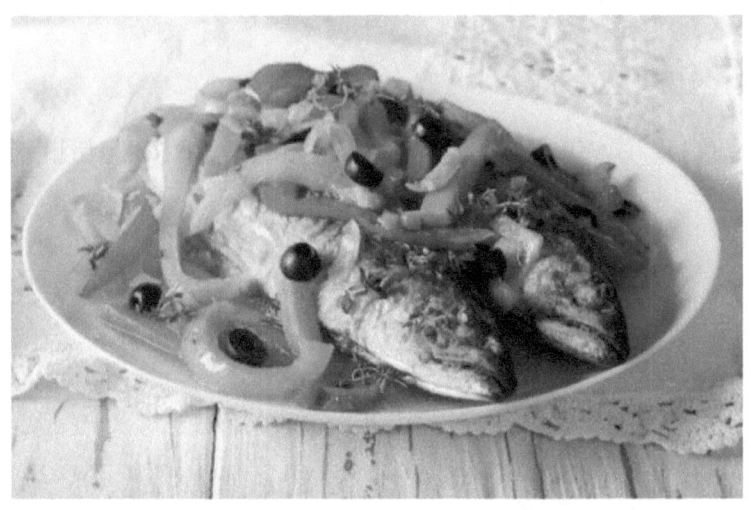

Die DASH-Diät empfiehlt besonders ölige Fische, wie beispielsweise Makrele mit einem sehr hohen Anteil an ungesättigten Fettsäuren, die dabei helfen, das Herz-Kreislauf-System zu unterstützen.

Zubereitungszeit: ca. 15 Minuten

Zutaten:

- 450 g Makrele (am besten frisch; ansonsten 100 g Makrelenfilets)
- 2 Spitzpaprika (alternativ: 1/2 gelbe, 1/2 rote Paprika)
- 1 Tomate
- 1 kleine Zwiebel

- Kokosnussfett
- 1 TL Thymianblättchen
- 1 EL Bärlauch (geschnitten)
- 4 schwarze Oliven
- schwarzer Pfeffer (frisch)
- 4 Scheiben Vollkorn-Baguette

Zubereitung:

- Waschen Sie die Paprika, entfernen Sie die Kerne und schneiden Sie sie in Streifen.
- Waschen Sie die Tomate und schneiden Sie sie in Scheiben.
- Schälen Sie die Zwiebel und schneiden Sie sie in Ringe.
- Bereiten Sie die Kräuter vor.
- Braten Sie mit ein wenig Kokosnussfett in einer Pfanne die Zwiebeln an, bis sie glasig sind.
- Waschen Sie die Makrele, trocknen Sie sie ab, geben Sie sie in die Pfanne und braten Sie sie kurz an.
- Fügen Sie anschließend die Paprikastreifen und Tomatenscheiben hinzu und streuen Sie die Kräuter darüber.
- Legen Sie einen Deckel auf die Pfanne und lassen Sie alles ca. 10-12 Minuten dünsten.
- Schneiden Sie die Oliven in Scheiben und toasten Sie das Vollkorn-Baguette leicht.

- Richten Sie den Fisch auf einem Teller an. Garnieren Sie mit Olivenscheiben und bestreuen Sie alles mit etwas schwarzem Pfeffer.

3.2.8. TABOULEH MIT MINZE

(für 1 Person)

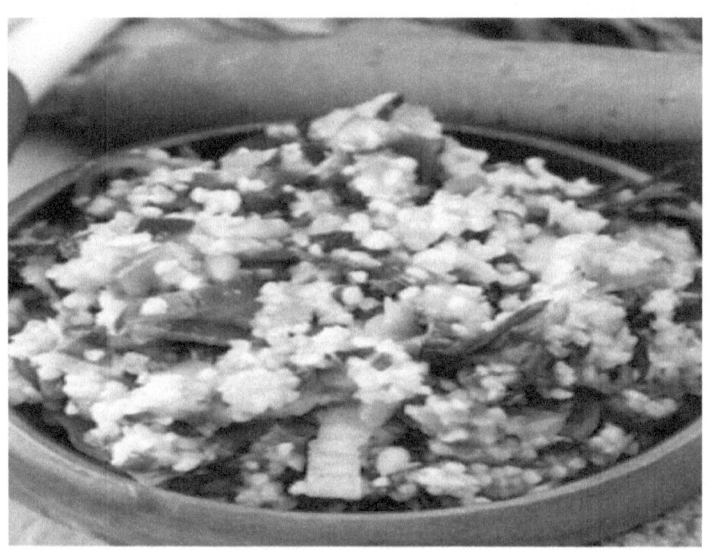

Zubereitungszeit: ca. 30 Minuten

Zutaten:

- 50 g Bulgur
- 1 EL Petersilie (gehackt)
- 1 EL frische Minze (gehackt)
- 1/4 Salatgurke
- 1/2 gelbe Paprika
- 1 Frühlingszwiebel

- 1 TL Zitronensaft
- 1 EL Olivenöl
- schwarzer Pfeffer aus der Mühle
- 1 Prise Steinsalz

Zubereitung:

- Gießen Sie reichlich kochendes Wasser (oder alternativ Gemüsebrühe) über den Bulgur und lassen Sie ihn ca. 25 Minuten lang quellen.
- Waschen Sie in der Zwischenzeit das Gemüse und die Kräuter, schneiden Sie alles klein und geben Sie es in eine Schüssel.
- Gießen Sie den Bulgur ab, lassen Sie ihn etwas abkühlen und geben Sie ihn dann über das Gemüse und die Kräuter.
- Schmecken Sie das Ganze mit Olivenöl, Zitronensaft, Pfeffer und einer kleinen Prise Salz ab.

3.3. DASH Diät Abendessen

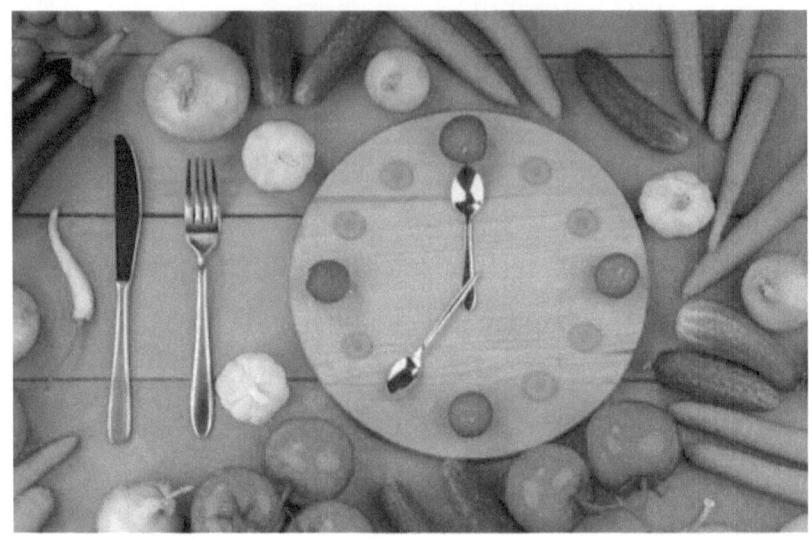

Im Folgenden finden Sie Vorschläge für das Abendessen gemäß der DASH Diät. Bitte passen Sie diese ganz nach Ihren persönlichen Vorlieben und Ihrem Kalorienziel an.

3.3.1. Avocado-Gurkensuppe

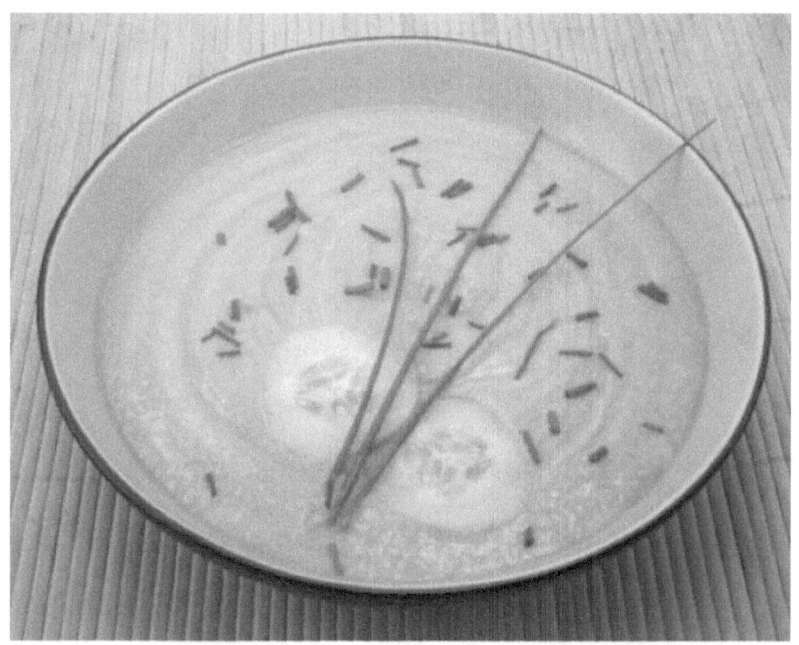

Zutaten:

- 1/2 Salatgurke
- 1 kleine Frühlingszwiebel
- Fruchtfleisch von 1 Avocado
- Saft von einer 1/2 Limette
- 1 EL Schnittlauch (kleingeschnitten)
- Frischer schwarzer Pfeffer
- 1 Magerjoghurt
- 1 Scheibe Vollkornbrot

Zubereitung

- Schälen Sie die Salatgurke und schneiden Sie diese in Stücke.
- Lösen Sie das Fruchtfleisch aus der Avocado.
- Waschen und zerkleinern Sie die Frühlingszwiebel.
- Geben Sie alles zusammen mit dem Joghurt und dem Saft einer halben Limette in einen Mixer und pürieren Sie die Mischung.
- Geben Sie die Mischung anschließend in einen Suppenteller, garnieren Sie sie mit Schnittlauch und streuen Sie etwas frischen schwarzen Pfeffer darüber.
- Genießen Sie dies zusammen mit einer Scheibe Vollkornbrot.

3.3.2 Vollkorn Bruscetta

(für 1 Person)

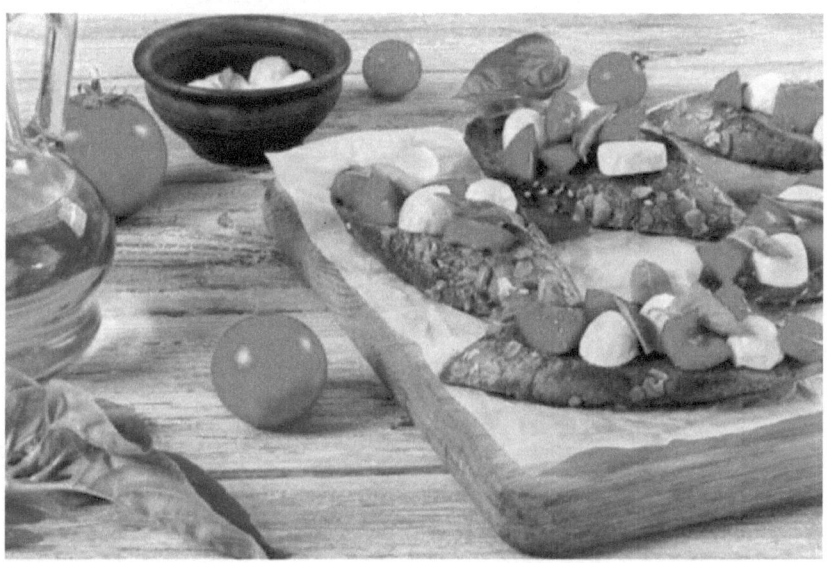

Zutaten:

- 4 Scheiben Vollkornbaguette (ca. 2 cm dick)
- 2 mittelgroße schmackhafte Tomaten
- 5 kleine Mozzarella Kugeln
- 1 TL Petersilie (gehackt)
- 6 Basilikum-Blättchen
- 1 Knoblauchzehe (gehackt) (alternativ: Bärlauch Blätter)
- 1/2 Fenchel (in Würfel geschnitten)

- 1 TL - 1 EL Olivenöl
- 1 Spritzer Balsamico-Essig
- 1 Prise schwarzer Pfeffer (frisch)

Zubereitung:

- Waschen Sie die Tomaten und schneiden Sie diese in kleine Würfel. Wenn Sie einen trockeneren Belag bevorzugen, entfernen Sie zuvor die Kerne aus den Tomaten (mit dem Finger oder einem Teelöffel).
- Waschen Sie den Fenchel und schneiden Sie ihn in kleine Würfel.
- Hacken Sie die Kräuter und die Knoblauchzehe klein.
- Geben Sie alle Zutaten in eine Schüssel, würzen Sie diese mit Olivenöl, Balsamico-Essig und Pfeffer und vermengen Sie alles gut.
- Schneiden Sie das Vollkorn-Baguette in etwa 2 cm große Scheiben und toasten Sie diese.
- Halbieren Sie die Mozzarellakugeln und richten Sie diese zusammen mit den Tomaten auf den Toasts an.
- • Guten Appetit!

3.3.3. Griechischer Feta Salat

(für 1 Person)

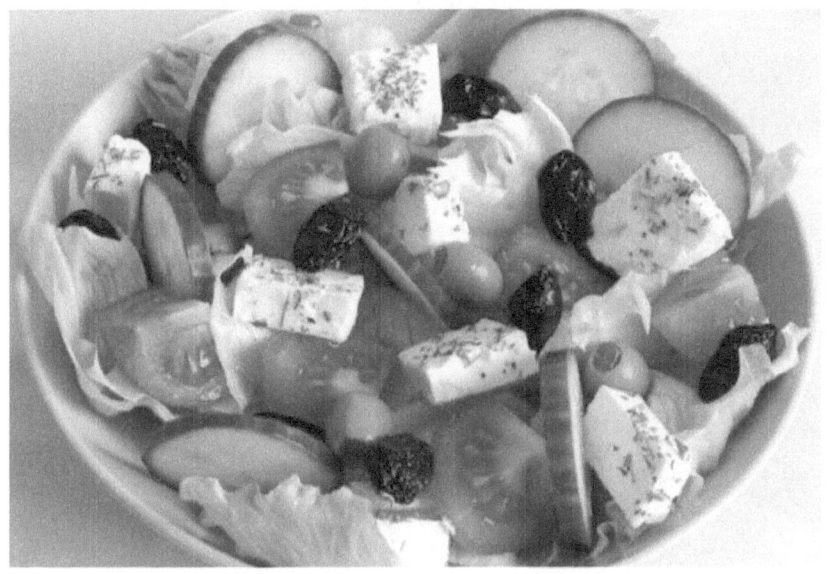

Zutaten:

- 1 Tomate
- 1 Paprika
- 60 g Feta
- 1 Handvoll Blätter von einem Blattsalat
- 1/4 Salatgurke
- 20 g Walnusskerne
- 1 EL Olivenöl
- Saft von 1 Zitrone
- Kräuter (Bärlauch, Petersilie, Schnittlauch)
- Prise schwarzer Pfeffer (frisch)

Zubereitung:

- Waschen Sie die Salatgurke gründlich oder schälen Sie diese und schneiden Sie sie in Würfel.
- Waschen Sie die Paprika, entfernen Sie Kerne und Innenhäute und schneiden Sie sie in dünne Streifen.
- Waschen Sie die Tomate, entfernen Sie die Kerne und schneiden Sie sie in Spalten.
- Schneiden Sie den Feta in Würfel.
- Hacken Sie die Kräuter klein.
- Zerkleinern Sie die Walnüsse.
- Geben Sie die Zutaten in eine Schüssel und schmecken Sie diese mit Olivenöl, Zitronensaft und Pfeffer ab.

3.3.4. OLIVENPESTO

(für 1 Person)

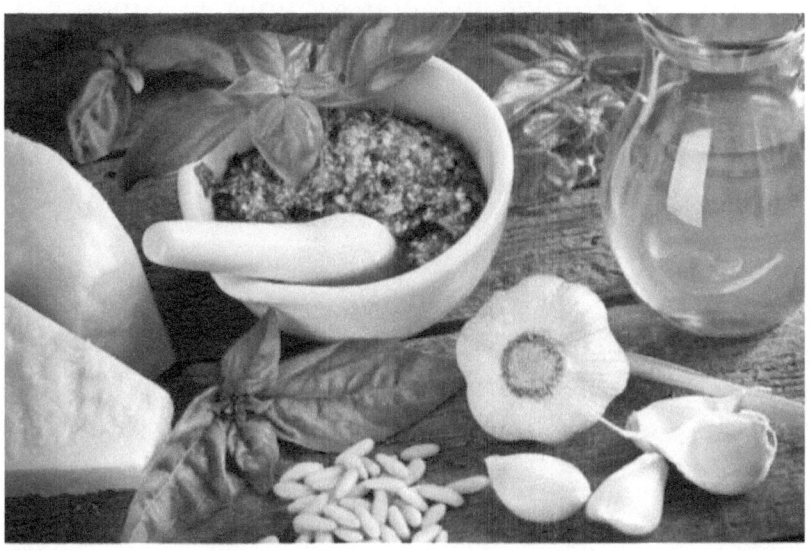

Zutaten:

- 10 schwarze Oliven
- 1 Knoblauchzehe (alternativ: 1 EL Bärlauchblätter)
- 1 EL Basilikum (frisch)
- 1 EL Olivenöl
- 2 TL Parmesan
- 20 g Pinienkerne
- 1 Vollkorn Pita Brötchen
- 1 mittelgroße schmackhafte Tomate.

Zubereitung:

- Entkernen Sie die Oliven und geben Sie diese zusammen mit den Kräutern, Parmesan, Olivenöl und der Knoblauchzehe in einen Mixer oder pürieren Sie die Zutaten.

- Waschen Sie die Tomaten und schneiden Sie diese in Scheiben.

- Wärmen Sie das Pita Brot im Toaster an. Bestreichen Sie es innen mit dem Pesto und geben Sie einige Pinienkerne und Tomatenscheiben hinzu.

3.3.5. MAKRELEN-TAPAS

(für 1 Person)

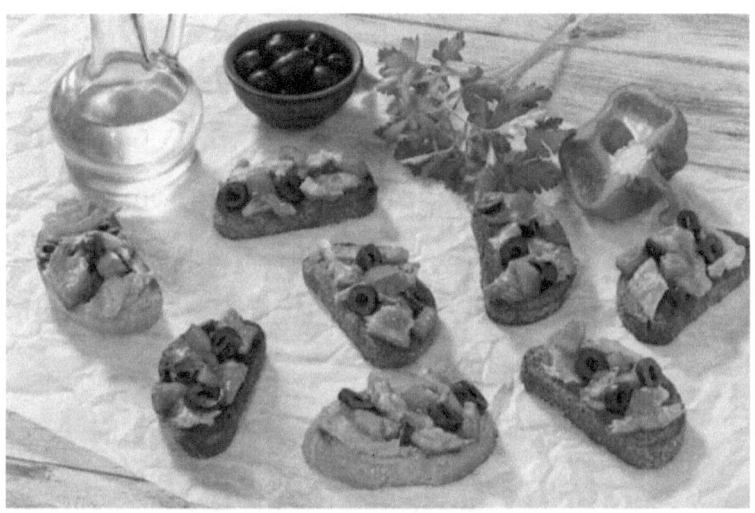

Zubereitungszeit: ca. 15 Minuten

Zutaten:

- 200 g Makrele (am besten frisch; ansonsten 60 g Makrelenfilets)
- 1 rote Paprika
- 1 kleine Zwiebel
- 6 schwarze Oliven
- 1 EL Petersilie (gehackt)
- 1 EL Olivenöl
- 1 TL Zitronensaft
- 1 Prise schwarzer Pfeffer
- Kokosnussfett

- Ras-el-Hanout (oder Paprika)
- 4 Scheiben Vollkornbaguette

Zubereitung:

- Geben Sie die Makrele mit ein wenig Kokosfett in eine Pfanne und braten Sie diese kurz an. Würzen Sie die Makrele mit Ras-el-Hanout oder Paprika. Schließen Sie die Pfanne mit einem Deckel und lassen Sie die Makrele etwa 10 Minuten dünsten, bis sie durchgegart ist.
- Waschen Sie die Paprika und Kräuter, schneiden Sie diese klein und geben Sie sie in eine Schüssel.
- Schälen und hacken Sie die Zwiebel klein und geben Sie diese ebenfalls in die Schüssel.
- Schmecken Sie das Gemüse mit Olivenöl, Zitronensaft und Pfeffer ab.
- Schneiden Sie die Makrele in Würfel.
- Toasten Sie das Vollkornbaguette und belegen Sie es mit den Makrelenwürfeln und dem Gemüse.
- Guten Appetit!

3.3.6. ORANGEN-CHICORÉESALAT

(für 1 Person)

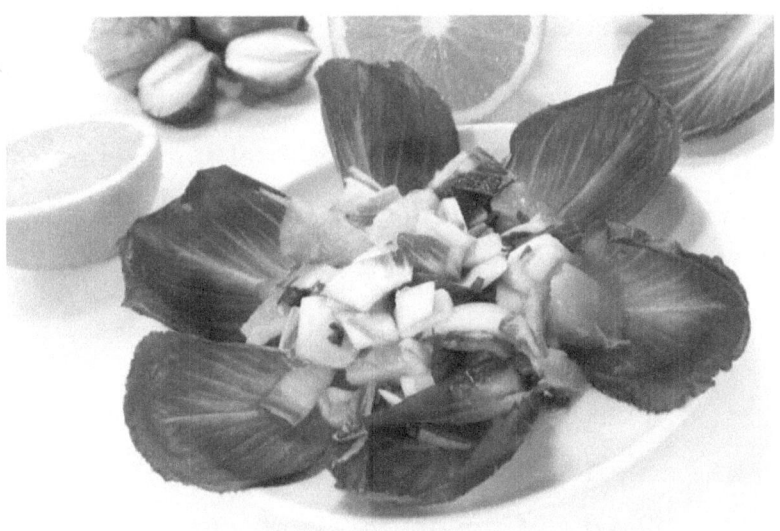

Zutaten:

- 2 mittelgroße Chicorée
- 1 Orange
- 1/2 rote Zwiebel
- 100 g fettarmer Joghurt
- 1 TL Olivenöl (oder Traubenkernöl)
- schwarzer Pfeffer
- 1 Prise Curry
- 1 Spritzer Agavendicksaft (optional, wer es süßer mag)

Zubereitung:

- Waschen Sie den Chicorée, entfernen Sie den bitteren Strunk und schneiden Sie ihn in feine Streifen.

- Halbieren Sie die Orange, schälen Sie diese, schneiden Sie sie in Würfel und geben Sie diese zusammen mit dem Chicorée in eine Schüssel.

- Schneiden Sie die Zwiebel klein und geben Sie sie zur Mischung hinzu.

- Pressen Sie die restliche Orange aus und vermengen Sie den Saft mit dem Joghurt und Olivenöl. Würzen Sie die Mischung mit Pfeffer und Curry und geben Sie sie über den Chicorée. Vermischen Sie alles gut.

3.3.7. Fruchtiger Feldsalat

(für 1 Person)

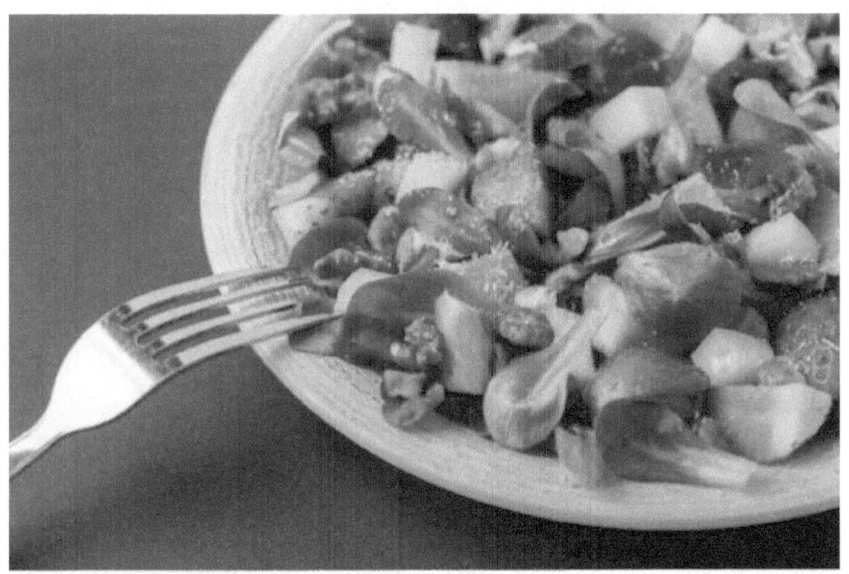

Zutaten:

- 1 Handvoll Feldsalat
- 100 g Erdbeeren
- 20 g Walnuss-Kerne (zerkleinert)
- 2 Radieschen
- 1 EL Olivenöl
- 1 EL Brunnenkresse
- 1 TL Balsamico Essig
- 2 Tropfen Honig
- 1 Prise frischer schwarzer Pfeffer

Zubereitung:

- Verlesen, putzen, waschen und trocknen Sie den Feldsalat gründlich ab.
- Waschen Sie die Radieschen und schneiden Sie diese in kleine Stifte.
- Waschen Sie die Erdbeeren.
- Zerkleinern Sie die Walnusskerne.
- Waschen und trocken tupfen Sie die Kresse, und schneiden Sie sie fein.
- Mischen Sie für das Dressing Olivenöl, Essig, Honig, Pfeffer und die geschnittene Kresse.
- Richten Sie den Salat in einer Schüssel an und geben Sie das Dressing vorsichtig darüber. Heben Sie das Dressing unter den Salat.

3.4. DASH Diät Zwischenmahlzeiten

Um Ihre Zwischenmahlzeiten abwechslungsreich zu gestalten, finden Sie hier einige Anregungen. Grundsätzlich eignen sich frische Früchte, Beeren und Nüsse hervorragend. Daraus lässt sich auch im Handumdrehen ein kleiner Obstsalat zubereiten. Gemüse ist ebenfalls wunderbar als kleine Mahlzeit für zwischendurch geeignet. Falls Sie es gerne etwas süßer mögen, möchte ich Ihnen meine Powerballs aus Datteln vorstellen. Ebenso lecker und auch als Frühstück geeignet sind Eiweißriegel. Hier stelle ich Ihnen zwei Versionen vor, eine mit und eine ohne Backen.

3.4.1. BEERENSALAT MIT FRISCHER MINZE

(für 1 Person)

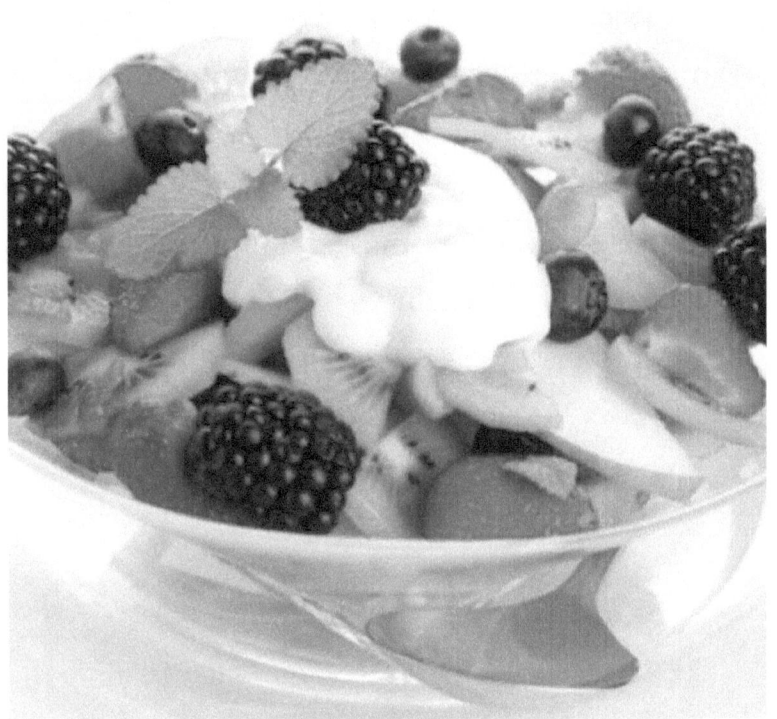

Zutaten:

- 150 g Beeren (Brombeeren, Himbeeren, Heidelbeeren)
- 1 Kiwi
- Saft von 1/2 Zitrone
- frische Minze (gehackt)
- 2 TL Naturjoghurt (fettarm)
- 30 g Pinienkerne oder Walnüsse (optional)

Zubereitung:

- Schälen Sie die Kiwi, schneiden Sie sie in dünne Scheiben und geben Sie diese in eine Schüssel.
- Waschen Sie die Beeren gut und fügen Sie sie hinzu.
- Richten Sie den Obstsalat mit Zitronensaft, Minze und Joghurt an.
- mit Zitronensaft, Minze und Joghurt anrichten.

3.4.2. Gemüsesticks mit Dip

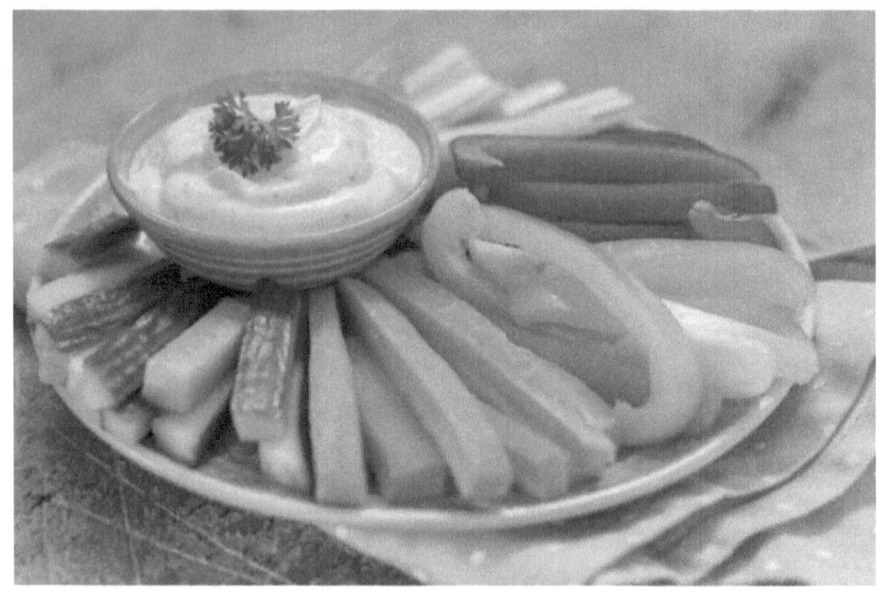

Ob Möhre, Gurke, Radieschen, rote und gelbe Paprika, Tomate, aber auch Brokkoli, Blumenkohl, Kohlrabi, Rosenkohl, Süßkartoffel, Spargel, rote Beete, Fenchel (etwas scharf und bitter) sowie Kürbis – all diese lassen sich in rohem Zustand verzehren und bieten eine erstklassige, gesunde Zwischenmahlzeit.

Folgende Gemüsesorten sollten Sie dagegen nicht im rohen Zustand verzehren: Kohl, Mangold, Aubergine, Bohnen, Hülsenfrüchte, Kartoffeln und Pilze. Besonders lecker sind Gemüsesticks mit einem Dip.

Hier einige Anregungen:

3.4.3. Avocado-Dip

Zutaten:

- 1 Avocado
- 1 Knoblauchzehe (alternativ: 1 EL geschnittener Bärlauch)
- 1 EL Dill (geschnitten)
- 1 EL Petersilie (geschnitten)
- 1 TL Zitronenmelisse (geschnitten)
- 1 EL Magerjoghurt
- 1 TL Olivenöl
- Saft von 1 Limette
- Frischer Pfeffer (aus der Mühle)
- 1 Prise Steinsalz

Zubereitung:

Das Fruchtfleisch der Avocado lösen und mit den restlichen Zutaten mit einem Stabmixer fein pürieren.

3.4.4. KRÄUTER-DIP

Zutaten:

- 125 g Magerquark
- 1 EL Petersilie (gehackt)
- 1 EL Dill (geschnitten) ... alternativ: Schnittlauch (geschnitten)
- 1 EL Zitronenmelisse (geschnitten)
- 2 EL Magermilch
- 1 EL Olivenöl
- 1 TL Honig
- frischer Pfeffer (aus der Mühle)
- 1 Prise Steinsalz
- 1 kleine Handvoll Pinienkerne

Zubereitung:

- Alle Zutaten bis auf die Pinienkerne in eine Schüssel geben und mit einem Stabmixer fein pürieren.
- Die Pinienkerne in einer Pfanne etwas anrösten und dazugeben.

3.4.5. Pikanter Feta-Dip

Zutaten:

- 100 g Feta Käse
- 150 g Magerjoghurt
- 1-2 EL Sambal Oelek
- frischer Pfeffer (aus der Mühle)
- 1 Prise Steinsalz
- 20 g Walnüsse

Zubereitung:

- Alle Zutaten bis auf die Walnüsse in einer Schüssel geben und mit einem Stabmixer fein pürieren.
- Die Walnüsse mit der Gabel zerkleinern und dazugeben.

3.4.6. POWERBALLS

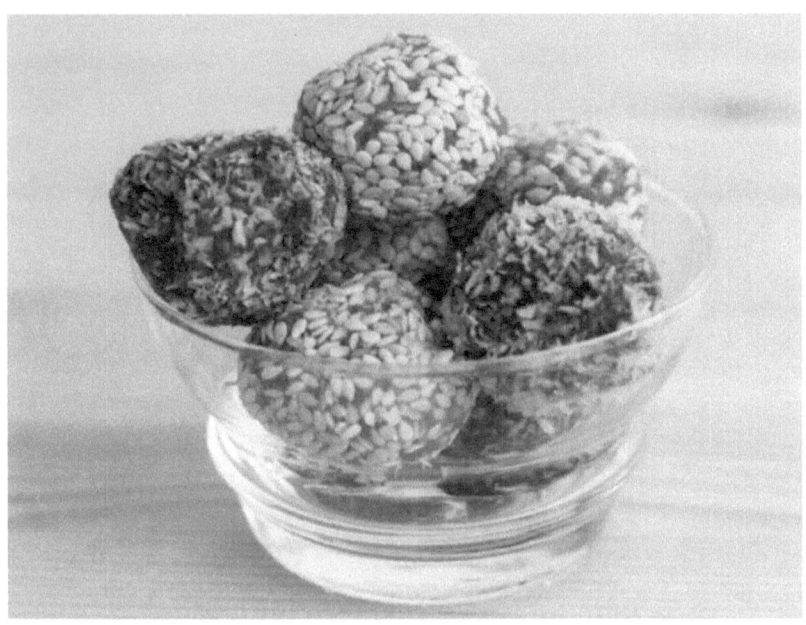

Zubereitungszeit: ca. 15 Minuten

Um den Aufwand zu reduzieren, empfiehlt es sich, die Powerballs auf Vorrat zu produzieren. Erhöhen Sie hierzu entsprechend die Mengenangaben (zum Beispiel, indem Sie alles einfach verdoppeln).

Zutaten:

- 100 g Datteln
- 50 g Walnüsse
- 1 EL Backkakao
- 15 g Chiasamen (optional)

Zubereitung:

- Entsteinen Sie die Datteln.
- Hacken Sie die Walnüsse und Datteln sehr klein (gegebenenfalls im Mixer).
- Streuen Sie den Backkakao darüber und kneten Sie die Masse mit den Händen.
- Formen Sie anschließend kleine Bällchen.
- Optional: Wälzen Sie die Bällchen in Sesam oder klein gehackten Mandelsplittern.

3.4.7. EIWEIẞRIEGEL

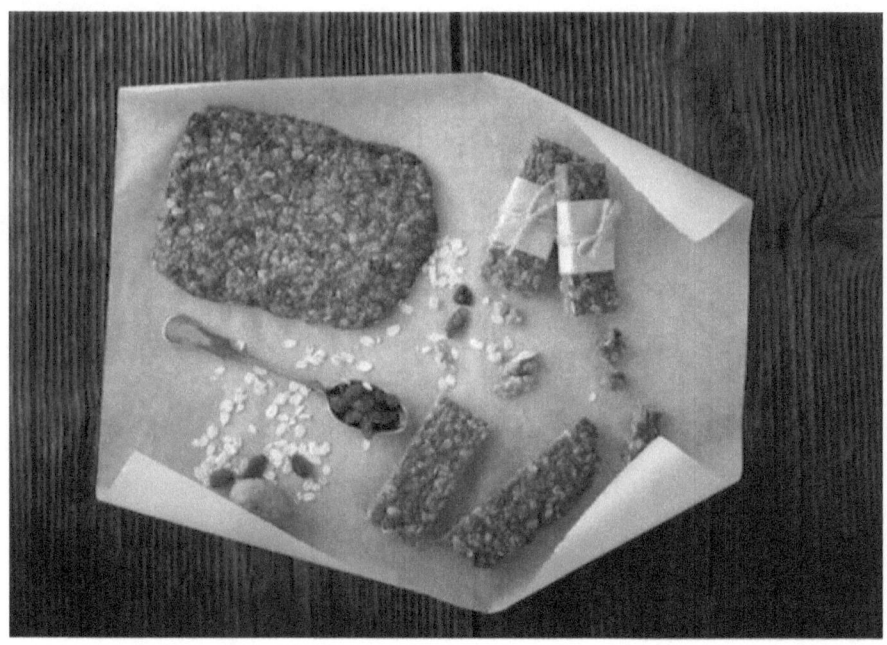

Auch wenn Sie Eiweißriegel fix und fertig kaufen können, empfehle ich Ihnen, Ihre Eiweißriegel selbst herzustellen. Es ist günstiger und Sie wissen genau, was in Ihrem Snack enthalten ist.

Bei dem folgenden Rezept benötigen Sie einen Backofen. Bereiten Sie am besten ein paar Eiweißriegel mehr auf Vorrat vor. Ändern Sie gegebenenfalls das Rezept nach Ihren Vorlieben ab.

3.4.7.1. Eiweißriegel im Backofen

Zutaten:

- 100 g Haferflocken (zart)
- 3 Eier
- 300 g Magerquark
- 30 g Leinsamen
- 1 TL Chiasamen
- 30 g Nüsse oder Trockenfrüchte (zerkleinert)
- 1 EL Honig (oder Stevia)

Zubereitung:

- Schlagen Sie die Eier auf und geben Sie die restlichen Zutaten hinzu.
- Legen Sie ein Backblech mit Backpapier aus und verteilen Sie die Masse darauf.
- Backen Sie das Ganze 15 Minuten bei 170° auf mittlerer Stufe.
- Lassen Sie den Teig auskühlen, bevor Sie ihn in Stücke schneiden.

3.4.7.2. Eiweißriegel ohne Backen

Auch hier empfiehlt es sich, Riegel auf Vorrat zu produzieren und dementsprechend die Mengenangaben zu erhöhen. Übrigens eignen sich die Eiweißriegel auch hervorragend als Ersatz für das Frühstück.

Zutaten:

- 100 g Cashewnüsse
- etwas Wasser
- 75 g Whey / Eiweißpulver
- 180 g Haferflocken (zart)
- 1 EL Backkakao (optional)
- 125 ml Kokosmilch

Zubereitung:

- Die Nüsse mit dem Wasser in einem Mixer zerkleinern, bis eine homogene Masse entsteht.
- Diese Masse mit den übrigen Zutaten in eine Schüssel geben und gut vermengen.
- Den Teig dann auf Alufolie oder Pergament-/Backpapier geben. Falten Sie die Folie zusammen und drücken Sie den Teig von allen Seiten zu einem etwa 1 cm hohen rechteckigen Fladen.

- Legen Sie den in der Folie gepressten Fladen etwa 2 Stunden in den Kühlschrank.
- Nach den 2 Stunden kann der Teig in Riegel geschnitten werden.

SCHLUSSBEMERKUNG

Einen erhöhten Blutdruck und Diabetes zu haben, ist NICHT vergleichbar mit einem Erkältungsschnupfen, der meist kurzfristig ist. Es sind KEINE Symptome, die sich selbst regulieren, sondern Warnsignale des Körpers - Alarmstufe Rot! Nehmen Sie diese daher nicht auf die leichte Schulter!

Das Fatale an Bluthochdruck ist, dass die Symptome häufig unauffällig und unspezifisch sind, wie Kopfschmerzen, Schwindel, Nasenbluten, Brustdruck und auch ganz ausbleiben können. So wissen viele Betroffene, die erhöhten Blutdruck haben, gar nichts davon.

Auch die Symptome von Diabetes sind sehr schleichend, wie Müdigkeit und Leistungsabfall, Wadenkrämpfe, starker Durst und Heißhunger.

Lassen Sie daher regelmäßig Ihren Blutdruck und Ihre Blutzuckerwerte kontrollieren und ändern Sie Ihre Ernährung. Es ist nicht ratsam zu warten, bis ein kritischer Moment erreicht ist und der Notarzt gerufen werden muss. Und dann Medikamente zu nehmen, ist nicht die Lösung des Problems.

Die vorgestellte Diät ist eine Ernährungsweise, die keine großen Einschränkungen im Leben verlangt: einfach mehr vom Gesunden und weniger vom Ungesunden. Mit ein paar Tricks ist es nicht schwierig, die Ernährung schmackhaft und lecker zu gestalten, ohne dass dabei Lebensqualität verloren geht.

Verbinden Sie dies mit regelmäßiger Bewegung und gesundem Sport, und Sie sind auf der sicheren Seite.

Ich hoffe, dass ich Ihnen vermitteln konnte, wie wichtig eine gesunde Ernährung in unserem Leben ist und wie die DASH-Diät Sie dabei unterstützen kann.

Wenn Ihnen dieses Buch gefallen hat, dann möchte ich Sie um einen Gefallen bitten. Wären Sie so freundlich und hinterließen eine Rezension für dieses Buch? Ich wäre Ihnen sehr dankbar, da Sie damit meine Arbeit unterstützen.

Falls Sie Verbesserungsvorschläge oder Anregungen haben, können Sie mich gerne persönlich anschreiben unter annamail@ereadmedia.com.

Ich wünsche Ihnen auf Ihrem Lebensweg viel Erfolg, Glück und Gesundheit!

Ihre Anna Mai

FOTOMATERIAL

https://www.bigstockphoto.com Copyright:

- Healthy vegetable circular frame @ GlebuS
- Infographic chart, illustration of a healthy balanced nutrition food pyramid for people@ MedejaJa
- Homemade granola in jar on white table @ Julia Sudnitskaya
- Oatmeal porridge with fresh blueberries, raspberries, muesli and almonds in red bowl on white table. @ TopFoodPics
- Quinoa porridge with strawberries and pumpkin seeds in bowl. @ tenkende
- Mushrooms and tomatoes omelette idea. @ OnlyZoia
- Healthy avocado toast close up with kale and radish on whole grain bread @ Jeni Foto
- Avocado and banana smoothie with oats with ingredients in glass jar on wooden background. @Sea Wave

- Mason jar mugs filled with green spinach banana and coconut milk health smoothie with with a spoon of oatmeal In hands on wooden rustic table. @ galitskaya

- Wok stir fry vegetables with zucchini, spring asparagus, paprika, carrot and broccoli, closeup in a wok pan in a kitchen. @ Valeria_Aksakova

- Smoothies with cucumber and parsley on a wooden background. @ zia_shusha

- Cold avocado and cucumber soup in a turquoise bowl with cucumbers and chives on a bamboo placemat. @ krw14

- Vegetarian cold soup made of vegetables: potato, radish, dill, cucumber, with yogurt in a ceramic bowl. Traditional russian cold soup. @ Bvlena

- Chicken stir fry in pan. @ Yastremska

- Healthy eating diet. Baked grilled trout (salmon) with vegetable garnish - broccoli tomatoes. @ BondDLegion

- Vegetable lettuce salad. Olive oil pouring into bowl of salad. Italian Mediterranean or Greek cuisine. @ weyo

- Fresh salad with strawberry spinach leaves corn salad walnuts and goat cheese. @ dzevoniia
- Latin American Food: escabeche of mackerel fish with vegetables close-up on a plate on the table. @ FomaA
- fresh red chicory salad with orange slices and dressing. @ photooasis
- Ingredients for italian pesto sauce. @ Antonio Gravante
- fajita @ margouillat photo
- Fresh fruits salad with mint @ legaa
- delicious tapas with pieces of mackerel fish rings of black olives red bell pepper on white plate on paper bottle with cooking oil and parsley on wooden background. @ myviewpoint
- Tabbouleh salad with bulgur parsley and vegetables. @ beats
- bruschetta with tomatoes mozzarella and basil on fried in olive oil rye baguette with seeds on parchment paper. @ myviewpoint
- Greek salad @ photkas

- Homemade healthy paleo dates and chocolate energy balls. @ alju
- Cereal bars with raisins and nuts. @ adrianam13
- Platter of assorted fresh vegetables with ranch dip. @ Elena Shashkina
- Fresh Fruit Smoothie berry. @ photo_mts
- Cup of tea on wooden table and apple blossom. @ AndreyCherkasov
- Clock dial made from vegetables among vegetables @ bbstudio
- Alarm clock with knife fork and spoon @ Flynt

RECHTLICHE HINWEISE

© Copyright 2023 Anna Mai - Alle Rechte vorbehalten

Reproduktionen, Übersetzungen, Weiterverarbeitung oder ähnliche Handlungen zu kommerziellen Zwecken sowie Wiederverkauf oder sonstige Veröffentlichungen sind ohne die schriftliche Zustimmung des Autors nicht gestattet.

Die folgenden Informationen dienen dem Zwecke der Aufklärung und Bildung. Der Inhalt versteht sich nicht als Ersatz für eine psychologische, ärztliche, rechtliche oder soziale Beratung, Diagnose oder Behandlung. Holen Sie bei allen Fragen immer den Rat Ihres Hausarztes, Psychologen und anderen geschulten medizinischen oder psychologischen Fachpersonals ein.

Missachten Sie niemals professionellen, ärztlichen Rat und verschieben Sie keinen notwendigen Arztbesuch aufgrund von irgendetwas, das Sie gelesen haben.

Als Leserin und Leser dieses Buchs möchten wir Sie ausdrücklich darauf hinweisen, dass keine Erfolgsgarantie oder Ähnliches gewährleistet werden kann. Auch kann keinerlei Verantwortung für jegliche Art von Folgen, die Ihnen oder anderen Lesern im Zusammenhang mit dem Inhalt dieses Buches entstehen, übernommen werden.

Der Leser ist für die aus diesem Buch resultierenden Ideen und Aktionen (Anwendungen) selbst verantwortlich.

IMPRESSUM

Anna Mai (Autor und Herausgeber)

c/o BAAB Ltd

Mere Road 59

B23 7LL Birmingham | United Kingdom

annamai@ereadmedia.com

Copyright© Anna Mai

Alle Rechte vorbehalten

www.ingramcontent.com/pod-product-compliance
Lightning Source LLC
Chambersburg PA
CBHW031427210526
45464CB00005B/2084